慧一氣醫學

혜일 기의학

혜일 지음

혜일 기의학

초판 1쇄 인쇄 | 2021년 08월 10일
지은이 | 혜일
펴낸이 | 이재욱(필명:이승훈)
펴낸곳 | 해드림출판사
주 소 | 서울 영등포구 경인로82길 3-4(문래동1가 39)
　　　　센터플러스빌딩 1004호(07371)
전 화 | 02-2612-5552
팩 스 | 02-2688-5568
E-mail | jlee5059@hanmail.net

등록번호　제2013-000076
등록일자　2008년 9월 29일

ISBN　979-11-5634-469-8

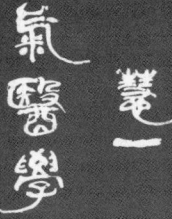

혜일 기의학

혜일 지음

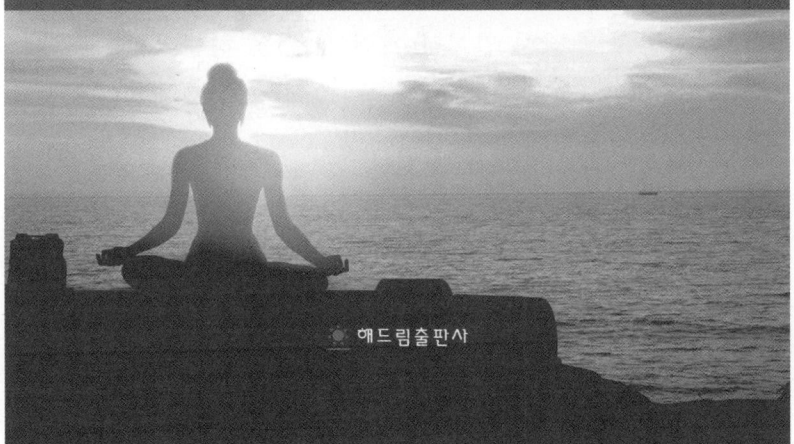

해드림출판사

전언(前言)

　아란야에 밤이 깊어가며 사방은 고요한 정적으로 덮였는데, 산중(山中)의 고라니 울음소리는 잦아지고 있다. 달빛 아래 희미하게 비치는 작은 연못에선, 때를 같이해서 맹꽁이들이 고라니의 울음소리에 시끄럽게 화답을 하고 있다.
　좌선하매 간간이 조는 중에, 간혹 지붕 위로 떨어지는 도토리 소리에 놀라서 움쩍 몸을 추스른다.
　방선(放禪)하고 잠시 일어나 포행(布行)을 하는 중에 숲을 보니, 양광(陽光) 충만하던 한낮에는 그렇게도 서로의 자태를 뽐내던 아름답게 물든 나뭇잎들이 밤이 되니 모두 다 똑같은 색이 되어 어둠에 잠겨 인아색(人我色)의 다툼이 없어졌다.
　아! 이 모든 현상이 빛에 의해 차별이 생기고 빛이 없으면 그 차별이 사라져 없어지는구나 하고 깨닫게 된다.
　'역(易)'이란, 자의(字意)가 '日'+'月'로써 해와 달이 번갈아 교체하면서 운행한다는 뜻으로 해석되기도 하지만, '日'+'勿(物)'이란 뜻으로 해석이 될 수 있다는 것도 알게 된다. 그 뜻을 잠깐 얘기해

보자면, 양광(陽光)이 사물 위를 비추니 모든 게 환하게 드러난다는 뜻도 되는 것이다.

그럼 '도(道)'란 무엇인가?

우리 불교(佛敎)에서는 도를 물으면 '봉(棒)'[1]과 '할(喝)'[2]을 하기도 하고 언어를 초월한 것이라 불립문자(不立文字)라고도 한다. 한데 단지 이렇게만 도(道)를 표현하고 있으면 일반 사람들은 아무도 알 수가 없다.

도(道)라고 하는 자의(字意)는 천지우주의 운행궤적을 뜻한다. 천지의 운행은 계절의 변화에 따라 시간과 공간이 달라지고 음양(陰陽)의 소장(消長) 변화가 달라진다. 태양이 동쪽에서 나와 서쪽으로 떨어지고, 수(水)·화(火)·목(木)·금(金)·토성(土星)이 운행하고, 달이 지구를 주위로 해서 돌매, 초승달이 되고 보름달로 변해 점차 기울어지는 것은 누구나 다 알고 있는 상식이다. 바로 천지 우주가 운행하는 궤적과 이 운동을 일으키는 기운이 '도(道)'라고 하는 것이다. 모든 만물의 성장변화는 계절의 변화로 바뀌는 것이다.

봄이 오면 봄에 적합한 사물이, 여름이 오면 여름에 적합한 사

---

1) 제자가 스승에게 "어떠한 것이 도(道)입니까?"라고 물을 때, "이게 도(道)이다." 하면서 몽둥이로 때리는 것을 '봉(棒)'이라 한다. 옛날 덕산(德山) 스님의 '봉(棒)'은 천하에 이름을 떨쳤다.
2) 임제(臨濟) 스님은 도(道)를 물으면, "악!" 하는 일성으로 답을 했다. 이게 바로 '할(喝)'이다.

물이, 춘하추동 제각각 때에 맞는 사물들이 득세하게 된다. '계절의 변화로 모든 만물이 성장변화를 가져오지만, 계절의 변화 뒤에는 또 어떤 것이 있을까?' 하는 의문이 들게 된다.

계절의 변화 뒤에는 바로 천지우주의 음양 변화가 있어 그 변화에 따라서 계절의 변화가 이루어지는 것이다. 눈에 보이지도 않고 만져 볼 수도 없어 존재하지 않는 것 같으면서도 존재해, 모든 만물을 주재(主宰)하는 것이다. 이것이 바로 도(道)이고 천지우주를 운행하는 일종의 힘인 것이다.

이 도(道)를 알기 위해, 옛사람들은 팔척(八尺)의 막대기를 가지고 해의 그림자 길이를 재어서 천지우주를 운행하는 규율(規律)을 알았다. 또한, 여기에서 구고원리(勾股原理)를 알아내어 천체(天體)를 헤아릴 수 있었고 24절기를 알 수 있었다.

24절기에 따라 해그림자 길이가 변화함을 관찰하고 그림자 길이를 선으로 연결해 본 결과 태극도 안의 S자 선이 되는 것도 발견해, 일 년 중의 음양소장(陰陽消長) 하는 변화규율과 정확한 이해가 있게 된 것이다.

이러한 관찰 결과에 따라 얻어진 지식이 훗날 음양오행(陰陽五行)의 이론에 근거한 음양술수(陰陽術數)라는 학문의 체계가 이루어지게 된다. 술수(術數)라는 학문은 참으로 방대하다. 우리가 무슨 일을 할 때 흔히들 일이 아무런 장애 없이 순조롭게 풀어지길 바라면서 뭔 수(數)가 없느냐고 입버릇처럼 말을 한다. 술수에서의 수(數)라고 하는 말이 이 수(數)를 말하는 것이다. 흔히들 술수를 부린다고 함은 부정적인 의미로 쓰임을 알고 있다. 허나 술수라는 학문을 알게 되면 이 세상에 태어나서 술수를 모르고 인생을 살아간다면, 그야말로 촉사면장(觸事面墻)이다. 일에 당해 얼굴이 담벼락을 마주 보고 있는 듯 캄캄한 노릇이다.

'술(術)'이란 무엇인가?

어떤 문제를 해결하기 위해 세밀히 분석해서 잘 처리하는 방법이고 또한 종합적으로 판단을 잘해서 좋은 결말이 나도록 하는 방법을 말함이다.

'수(數)'란 무엇인가?

어떤 문제에 직면했을 때 그 사물의 내외적인 형상(形象)을 관찰해낸 결과를 말함이다. 그래서 제반 모든 것은 다 상(象)이 있게 되고 상(象)이 있으면 반드시 수(數)가 있게 된다고 하는 말이 이를 두고 하는 말이다.

'수(數)'에서는 '선천수(先天數)'와 '후천수(後天數)'가 있다. 이 둘 다 하도(河圖)와 낙서(洛書)에서 유래 되었는데, 복희(伏羲)의 선천팔괘도(先天八卦圖)와 문왕(文王)의 후천팔괘도(後天八卦圖)에서 선천수와 후천수를 가져와서 이것을 육십갑자(六十甲子)에 적용해서, 각기 배대하여 '천간(天干)'은 '선천수'를 사용하고 '지지(地支)'는 '후천수'를 사용해서 나의 기의학(氣醫學)의 이론체계를 만든 것이다.

여태껏 기(氣)를 수련하는 사람들이 아무 이론체계 없이 기를 운용해서 아픈 사람들을 치료한다고들 한다. 기로써 병을 치료하고자 한다면 먼저 병을 일으키는 주요 원인인 사기(邪氣)를 알아 음양오행으로 분류를 해 낼 줄 알아야 한다. 만약 질병을 유발하는 사기(邪氣)를 알지 못하고, 두루뭉술하게 기를 수련해서 기감을 느끼고 기를 운용해서 사람들에게 치료해 본 결과 효과가 좀 있다고 계속하다 보면, 환자들의 사기(邪氣)가 기(氣)를 운용하는 사람에게 바로 전이(轉移)가 되어 시간이 갈수록 사기(邪氣) 범위는 확대되고 위력이 커져 결국에는 암(癌) 등 불치의 병이 되어 죽게 됨을 알지 못하고 있다. 의사들을 비롯한 안마사, 추나 치료 등 환자의 몸을 직접 만지는 직업을 가진 분들은 자신의 몸을 스스로 정화(淨化)하는 방법을 터득하고 있어야 한다.

선도(仙道)를 수련하는 사람들은 어렴풋이 이러한 사실을 알고 있어서 환자들과의 직접적인 몸의 접촉을 금하고 있다. 허나 한 가지 모르는 사실이 있다. 환자의 몸을 직접 손으로 만지지 않고 치료를 하더라도 가까운 공간에 같이 있다면 환자의 몸에 있는 사기가 전이될 수 있다. 직접 몸을 만지는 것보다는 경미하지만, 사기는 전이가 된다. 예를 들자면 우리가 친구 중에 어떤 사람과 어울려 시간을 보내고 나면 굉장히 피곤하고 힘들어지는 때가 있고, 또 다른 어떤 친구들과 시간을 보내다 보면 전혀 피곤하지 않고 오히려 기운이 축적됨을 느낄 때가 있다.

이게 바로 안 좋은 사기가 전이되거나 또한 좋은 기운의 사람을 만나 사기가 정화되어 몸이 오히려 좋아지는 경우다. 인체에 침입한 이 사기(邪氣)만을 정화할 수 있다면, 병을 미리 차단할 수 있고 쉽게 몸이 불편한 것을 해결할 수가 있는 것이다. 그래서 옛 사람들이 미병선치(未病先治)란 말을 했다. 미병선치란 말은 아직 병으로 이루어지기 전에 미리 치료한다는 뜻이다. 우리가 흔히 몸이 불편해서 병원에 갔는데 검사 결과에 아무런 이상이 없으니 병원에서는 아무 일 없다며 안심하고 돌아가라고 한다. 정작 본인은 몸이 불편해서 병원을 갔는데 아직 성병(成病)이 되기 전이라, 즉 병이 형성되기 전이라 현재의 과학 수준으로는 감지해 내지 못하기 때문에 그러한 일이 발생하는 것이다.

한데, 2~3개월이 지나 다시 병원을 찾았을 때 암이란 판정을 받게 된다. 바로 이제 병으로 형성(形成)이 되어서 검사 결과에 나타나게 된 것이다. 사기(邪氣)를 알아서 미리 몸을 정화했더라면 이런 황당한 경우를 당하지는 않는다. 병에 걸렸더라도 사기를 정화해주는 방법을 알고 있다면 인체 깊숙이 침입해 있는 병의 근원인 사기를 정화하면 병은 치유된다. 나는 오랜 기간 먼저 음양오행으로 사기를 분류해내어 임상에 적용해서 지대한 효과를 보게 되었고, 음양오행 상생상극(相生相剋)의 구조까지 합해 모두 20종류로 분류했던 사기를 좀 더 세분해서 육십갑자(六十甲子)를 배대해서 사기를 분류하게 된 것이다.

천간(天干)은 오장육부(五臟六腑)를 오행에 따라 배대하고, 지지(地支) 12개는 음(陰)과 양(陽)으로 각기 6개씩 배대해 수(水)·화(火)·목(木)·금(金)·토(土)의 오행에 배대해 장부의 환경을 나타내어, 병을 쉽게 진단해서 치료할 수 있게끔 해놓았다. 만약 명리학(命理學)에 대한 조금의 지식이라도 있으면, 더 쉽게 내가 연구해낸 선천수와 후천수를 이용해서 육십갑자(六十甲子)에 배대한 이치를 쉽게 습득할 수가 있다. 기(氣)를 수련해 본 경험이 없는 사람들이라도 육십갑자에 배대해 놓은 숫자만 염(念)하고 있으면, 이 우주 공간에 있는 기운 중에 그 해당하는 숫자에 맞는 기운과 공명하여 큰 힘을 발휘해서, 몸에 침입한 사기(邪氣)를 정화하고 태극(太極)으로 돌아가게 해서 병을 치료하게 된다.

이러한 술수를 이용한 방법은 예부터 많은 사례가 있었지만, 두루뭉술하게 오행으로만 분류하고, 또한 체계적이지 못하고 개개인에 따라 숫자를 다르게 적용하고 있었다. 이러한 불편한 것을 없애고 육십갑자를 선천수와 후천수에 각기 배대해서 간략하고 쉽게 사용할 수 있도록 연구해낸 것이다.

뜻이 있고 인연이 많은 사람이라면, 이러한 수련법에 의지하게 되면 평생을 병원 신세 지지 않고 건강하게 이 세상을 살다 가게 되리라. 지구촌에 있는 모든 사람이 병고의 고통에서 헤어날 수 있도록 간절히 빌고 빌 뿐이다.

금정사문(金井沙門)
광도 혜일(廣度 慧一)

추천사

혜일 스님의 문하에 들어가 스님의 기의학(氣醫學)을 공부하면서 수련하기 시작한 지 어느덧 5년이 흘렀다. 스님께서 발견하고 연구 개발한 기의학은 일반인들이 알고 있는 세간의 기치료 개념과는 크게 다르다는 사실을 미리 말해 둔다.

첫 번째 저서 『관음 음양오행 조절법』(2015년)에 스님 기의학의 기초와 12단계 수련법이 소개되어 있다. 책에 정리된 내용을 길잡이로 삼고 스님께서 개발하신 반절(앉은 채로 절하기)을 응용한 수련부터 시작하였다. 물론 스님의 직접 지도하에 수련을 행하였다.

이 책에는 음양오행의 기초와 오장육부의 기능 및 관계가 잘 정리되어 있으며, 체질을 12체질로 분류한 데에 따른 기본 반절법이 서술되어 있다. 후반에는 일반인에게는 다소 어렵게 느껴질 12단계 수련법과 스님의 체험이 소개되어 있다. 실로 도가(道家)와 불가(佛家)의 양생 수련의 정수가 담긴 책이다. 수련하는 문도들은 수련의 단계가 조금씩 높아지면서 책의 내용을 종합하고 발전시킨 여러 수련법을 체험하였다.

『관음 음양오행 조절법』이 나온 약 3년 뒤 두 번째 저서인『혜일의 20체질 건강 조절법』(2018)을 세상에 내놓으셨다. 문도들의 개별 수련의 단계가 차등 있게 깊어지던 시기였다. 오행(五行)인 목(木)·화(火)·토(土)·금(金)·수(水) 5가지를 음(陰)·양(陽)으로 나누면 10가지가 되고 이를 다시 상생(相生)·상극(相剋)으로 나누면 도합 20체질이 된다. 역시 이 20체질에 따라 반절을 할 수 있게 되어있다. 자기 스스로 체질을 감별할 수 있는 방법부터 상세히 설명되어 있다. 나아가 20체질별 장부운화(臟腑運化) 및 골격교구(骨格交媾)의 방법이 추가되어 있다. 이어서 수인(手印)과 혈위교구(穴位交媾)를 결합한 주요 병증 치료 수련법이 상세히 수록되어 있다.

몸의 각종 사기를 제거하여 건강을 증진하고 질병을 치료할 수 있는 놀라운 방법들이다. 모든 사람을 위해 새로운 음양오행 건강법을 공개하고 보급하기 위해 두 차례 책을 내신 것이다.

『혜일의 20체질 건강 조절법』이 나온 뒤에도 부단히 연구를 계속하셨다. 명리학의 음양오행을 건강 기의학에 결합하여 단계별로 선천수와 후천수의 수련법을 전파하셨다. 마침내 천간(天干)과 지지(地支)의 조합인 60화갑자(花甲子)를 체질 분류와 결합하시어 사실상 60체질별 각종 질병을 치유하는 방법을 체계화하시어 세 번째 저서인 이 책을 내시게 되었다. 참으로 위대한 발견이자 활용이라고 하지 않을 수 없다. 스님의 해박하고 심오한 학식과 혜안에 저절로 머리가 숙어진다.

이를 세상에 널리 전하여 중생들을 병고에서 벗어나게 하고자 하시는 깊은 뜻에 다시 한번 머리 숙여 감사드린다. 관세음보살님과 약사여래불의 염원을 몸소 실천하고 계심에 감복한다.

　본시 추천사나 서문은 같은 분야의 권위 있는 사람이 쓰는 것이 상례이다. 그러나 혜일 스님의 이 기의학은 과거에 누구도 경험하지 못한 오직 스님 한 분 만의 것이니 그 위나 동렬에 같이할 사람이 없다. 하는 수 없이 문도 중의 한 사람이자 천학인 내가 이 추천사를 쓰게 되었다. 실로 영광스러우면서도 한편으로 두려움을 금치 못하겠다. 수련 단계가 높으신 여러 사형님께도 송구한 마음을 전한다. 더 열심히 수행하는 길만이 보답이라 여기면서 삼가 이 글을 갈음한다.

　아무쪼록 이 법이 널리 전해져서 여러 가지 병고에 시달리는 사람들이 고통을 벗어나 다복한 삶을 누리기를 빌고 또 빈다.

2021년 1월
전남대학교 명예교수 문학박사 安奇燮 삼가 씀

목 차

전언(前言) · 4
추천사 · 11
편집 후기 · 352
참고문헌 · 354
【부록】선·후천수와 60갑자 배대표 · 356
　　　　입문자(入門者)용 수련표 색인 · 358
　　　　숙련자(熟練者)용 수련표 색인 · 359

제1부 기의학에 대한 입론
제1장 기의학(氣醫學)의 체계와 근거 · 20
제2장 음양소장(陰陽消長)의 규율(規律) · 32

제2부 기의학과 명리학의 융회
제1장 천간(天干) 합에 대한 이야기 · 39
제2장 12운성(十二運星)에 대한 고찰 · 48
제3장 화토동법(火土同法)은 맞는 이론인가? · 54
제4장 기의학(氣醫學) 관점에서 본 명리학의 문제점 · 61

제3부 선천수와 후천수의 활용법

제1장 수(數)는 어디에서 왔는가? · **67**
제2장 선천수(先天數)와 천간(天干) 배대 방법 · **73**
제3장 후천수(後天數)와 지지(地支) 배대 방법 · **80**
제4장 수(數)를 잘 활용하면 모든 병(病)을 치료할 수 있다 · **84**

제4부 전통의학 병증에 대한 기의학적 접근

제1장 맥진법(脈診法)의 소개 · **91**
제2장 외인(外因)으로 인한 병증(病症)의 이해 · **95**
 1. 제풍도현, 개속어간(諸風掉眩, 皆屬於肝) · **101**
 2. 제한수인, 개속어신(諸寒收引, 皆屬於腎) · **103**
 3. 제기분울, 개속어폐(諸氣膹鬱, 皆屬於肺) · **105**
 4. 제습종만, 개속어비(諸濕腫滿, 皆屬於脾) · **107**
 5. 제열무계, 개속어화(諸熱瞀瘛, 皆屬於火) · **109**
 6. 제통양창, 개속어심(諸痛痒瘡, 皆屬於心) · **110**
 7. 제위천구, 개속어상(諸痿喘嘔, 皆屬於上) · **112**

8. 제궐고설, 개속어하(諸厥固泄, 皆屬於下) · 114

9. 제금고율, 여상신수, 개속어화 (諸禁鼓慄, 如喪神守, 皆屬於火) · 116

10. 제경항강, 개속어습(諸痙項强, 皆屬於濕) · 117

11. 제역충상, 개속어화(諸逆衝上, 皆屬於火) · 120

12. 제창복대, 개속어열(諸脹腹大, 皆屬於熱) · 122

13. 제조광월, 개속어화(諸躁狂越, 皆屬於火) · 126

14. 제포강직, 개속어풍(諸暴强直, 皆屬於風) · 131

15. 제병유성, 고지여고, 개속어열(諸病有聲, 鼓之如鼓, 皆屬於熱) · 134

16. 제병부종, 동산경해, 개속어화(諸病胕腫, 疼酸驚駭, 皆屬於火) · 136

17. 제전반려, 수액혼탁, 개속어열(諸轉反戾, 水液混濁, 皆屬於熱) · 139

18. 제구토산, 폭주하박, 개속어열(諸嘔吐散, 暴注下迫, 皆屬於熱) · 142

19. 제병수액, 징철청랭, 개속어한(諸病水液, 澄澈淸冷, 皆屬於寒) · 145

20. 제삽고학, 건경준게, 개속어조(諸澁枯涸, 乾勁皴揭, 皆屬於燥) · 149

제3장 내인(內因)으로 인한 병증(病症)의 이해 · 152

제5부 선천수와 후천수를 이용한 수련법

제1장 60체질 오행반절 수련표 · **159**

제2장 입문자(入門者)용 수련표 · **224**

제3장 숙련자(熟練者)용 수련표 · **289**

제1부

기의학에 대한 입론

제1장
기의학(氣醫學)의 체계와 근거

 깊은 가을 양광(陽光) 쏟아져 뜨락에 가득히 부딪혀 내리고, 제철 만나 곱게 물든 나뭇잎은 인아색(人我色)을 다툰다. 앞집 마을 냥이는 쥐 사냥하러 오늘도 출근해서 법당 아래 낮은 포복 자세를 하고 입선(入禪)에 든다. 긴꼬리의 떼 까치들 역시 시간 되니 어김없이 찾아와 연못에서 물 몇 모금 마시고 날갯짓 몇 번 퍼덕이다가 석등(石燈) 속을 들락거리며 숨바꼭질하고 있다. 한가로이 창밖으로 보이는 장독대는 좀 전까지 햇살이 부딪혀 반짝이였는데 벌써 그늘져 내리고 있다. 또, 저녁 수련하러 오는 회원에게 차 한 잔 드리기 위해 약차를 끓이면서 수련하는 사람들의 몸을 관(觀) 해 본다.
 선도(仙道)에서는 자신의 몸을 자신우주(自身宇宙)라 하고, 자신의 팔을 벌린 만큼의 공간을 인체우주(人體宇宙)라고 한다. 그리고 인체우주 밖을 천지우주(天地宇宙)라고 한다.
 선천수(先天數)와 후천수(後天數)를 염(念)하는 것은, 자신우주에서 인체우주 나아가 천지자연 우주에서의 같이 공명하는 파장을 받아들여 병을 치료함을 목적으로 하고, 오행의 몸에서 태극으로 환원시켜 젊음을 연장하여 활력 있는 삶을 살게 하는데 그 뜻이 있다. 또한, 대도(大道)에 계합하게 하여 그 마음을 밝히고(맑게 하고), 탐(貪)·진(瞋)·치(癡) 삼독(三毒)을 버리게 한다. 삼독(三毒)의 근원(根源)은 생각을 일으킴에 있다. 그 생각 일어남을 버리고, 음양오행에 배대한 수(數)를 염(念)해 자신우주와 인체우주, 그리고 천지우주를 한 파장으로 해 공명음을 일으키면 모든 병은 사라지게 되어있다. 이를 두고 문자로써 표현한다면 진정한 '천인합일(天人合一)'이 되는 것이다. 옛말에 "반선천(返先天)하려면, 방선천(倣先天)하라"는 말이 있다. 만약 "선천으로 돌아가고자 하면, 선천을 본받아라"는 뜻이다. 여태껏 이런 말은 있었지만, 참으로 선천(先天)으로 돌아갈 수 있는 법(法)을 알지 못했기 때문에 다 무위로 돌아가고 말았다. 하지만, 앞서 말한 방법대로 육십갑자(六十甲子)에 선천수와 후천수를 배대해 짜인 수(數)를 염(念)하고 있으면, 망념(妄念)을 일으키던 관성은 점차 약해지고 수(數)를 염하는 염력은 점차 강해지게 된다. 또한, 염력이 강해지므로 자신우주, 인체우주, 천지우주 간의 공명하는 파워가 더 강하게 일어나, 확실한 천인합일(天人合一)의 경계를 일상적으로 체험하게 된다.

수련하는 회원이 아니면서 잠시 나를 찾아오시는 신도님들은, 수련하시는 우리 회원들을 보고 말하길 전부 다 나이보다 십 년 이상씩은 젊어 보이고 얼굴들이 참으로 맑다고 한다. 이렇게 보는 것은 당연하다. 왜냐하면, 몸속에 있는 질병을 유발하는 사기

(邪氣)를 미리 수련을 통해서 정화해버리니, 몸이 젊어지고 얼굴이 맑아지는 것은 당연한 결과이다. 외부인으로서 바라다보면 신기한 일이지만, 수련하는 처지에서 보면 모습이 바르면 그림자가 바른 것은 당연하지만, 수련하지 않는 사람의 처지에서 보면 이해가 안 될 따름이다. 이러한 것을 직접 눈으로 확인하면서도 정작 수련에는 참여하질 않는다. 이걸 두고 "배우는 것에도 인연이 계합해야만 배울 수가 있다."라고 말한다.

이 공부법은 전부 다 자연의 이치에 따라 나오게 된 것이다. 선천수는 복희팔괘도에서 유래한 것이라고 했다. 『주역(周易)』 「설괘전(說卦傳)」에 "천지정위(天地定位) 하며, 산택통기(山澤通氣) 하며, 뇌풍상박(雷風相薄) 하며, 수화부상석(水火不相射) 하야, 팔괘상착(八卦相錯) 하니, 수왕자(數往者)는 순(順)이요, 지래자(知來者)는 역(逆)이라. 시고(是故)로 역(易)은 역수야(逆數也)."라고 했다. 즉, "천지가 자리를 정하고, 산택이 서로 기운을 통하며, 우레와 바람이 서로 부딪히고, 수화가 서로 쏘지 않아야, 팔괘가 서로 섞이게 되니, 지나간 것을 셈함은 순이라고 하고, 미래를 아는 것은 거스른다고 한다. 그러므로 역은 거슬러서 세는 것이다."

태(兌) 2	건(乾) 1	손(巽) 5
리(離) 3		감(坎) 6
진(震) 4	곤(坤) 8	간(艮) 7

≪복희팔괘도(伏羲八卦圖)≫

건괘(乾卦)와 곤괘(坤卦)를 합하면 9가 되고(1+8 = 9)
태괘(兌卦)와 간괘(艮卦)를 합하면 9가 되고(2+7 = 9)
이괘(離卦)와 감괘(坎卦)를 합하면 9가 되고(3+6 = 9)
진괘(震掛)와 손괘(巽卦)를 합해도 9가 된다.(4+5 = 9)
역(逆)으로
곤괘와 건괘를 합하면 9가 되고(8+1 = 9)
간괘와 태괘를 합하면 9가 되고(7+2 = 9)
감괘와 이괘를 합하면 9가 되고(6+3 = 9)
손괘와 진괘를 합해도 9가 된다.(5+4 = 9)

글에서 보는 대로 천지정위(天地定位)하는 건괘(乾卦)와 곤괘(坤卦), 산택통기(山澤通氣) 하는 간괘(艮卦)와 태괘(兌卦), 뇌풍상박(雷風相薄) 하는 진괘(震卦)와 손괘(巽卦), 수화부상석(水火不相射) 하는 감괘(坎卦)와 이괘(離卦)를 선으로 이어보면, 모두가 선천(先天)에서의 태극수(太極數)인 '9수(數)'가 된다.

이 '복희팔괘도'에서 영감을 얻어, 천간을 '9수(數)'로 합을 만들어 태극으로 환원시켜 장부에 있는 사기를 정화시키는 것이다. 예를 들자면, 심장과 소장에 병을 유발하는 사기가 있다면, 심장과 소장에 해당하는 괘가 이(離)괘이며 오행으로 화(火)에 해당한다. 만약 이곳에 사기가 들었다면, 선천수(先天數) '3'을 적용하고 3에서 6을 합하면 '9'란 숫자가 된다. 그래서 음(陰)일 때는 정화(丁火)를 양(陽)일 때는 병화(丙火)를 천간에서 사용하고, '3'과 '6'을 염하게 되면 기운이 태극(太極)으로 환원해서 병이 없어지는 이치이다.

이를 도표화하면 다음과 같다.

오행	목(木)		화(火)		토(土)		금(金)		수(水)	
음양	양	음	양	음	양	음	양	음	양	음
천간	갑甲	을乙	병丙	정丁	무戊	기己	경庚	신辛	임壬	계癸
오장육부	담膽	간肝	소장小腸 삼초三焦	심장心臟 심포心包	위胃	비脾	대장大腸	폐肺	방광膀胱	신장腎臟

≪음양오행과 천간의 오장육부 배대표≫

그리고 지지(地支)에서 음양으로 나누면 각기 6개씩 된다. 천간(天干)은 장부(臟腑)를 나타내고, 지지(地支)는 그 장부가 처해 있는 환경이다. 십이지지(十二地支)인 자(子)·축(丑)·인(寅)·묘(卯)·진(辰)·사(巳)·오(午)·미(未)·신(申)·유(酉)·술(戌)·해(亥) 중 자(子)·인(寅)·진(辰)·오(午)·신(申)·술(戌)은 양(陽)에, 축(丑)·묘(卯)·사(巳)·미(未)·유(酉)·해(亥)는 음(陰)에 속하며 장부의 환경을 나타낸다.

지지(地支)에 오행을 배대해보면 다음과 같다.

자(子)-해(亥)	1, 6	수(水)
인(寅)-묘(卯)	3, 8	목(木)
사(巳)-**오(午)**	2, 7	화(火)
진(辰)-술(戌)	5, 5	토(土)
축(丑)-미(未)	10, 10	
유(酉)-**신(申)**	4, 9	금(金)

'홀수'는 '양(陽)'이고, '짝수'는 '음(陰)'이 된다.

지지(地支)는 장부의 환경을 구체적으로 나타내는 것이다. 수(水)는 한(寒), 화(火)는 열(熱), 목(木)은 혈(血)·리(裏), 토(土)의 진(辰)은 습(濕), 술(戌)은 조(燥), 축(丑)은 한습(寒濕), 미(未)는 습열(濕熱) 등의 환경을 읽어낼 수가 있다. 예를 들면, 앞서 천간에서 심장이나 소장에 사기가 있을 때 '3'과 '6'을 합하면 '9'가 되므로 '3'과 '6'을 염한다고 했다. 지지는 '10수(數)'가 태극수이므로 합해서 '10'이 되도록 한다.

아래 문왕팔괘도의 그림을 보면 빨리 이해가 될 것이다.

손(巽) 4	리(離) 9	곤(坤) 2
진(震) 3	중궁(中宮) 5(10)	태(兌) 7
간(艮) 8	감(坎) 1	건(乾) 6

≪문왕팔괘도(文王八卦圖)≫

이궁(離宮)과 감궁(坎宮)을 합하면 10이 되고(9+1 = 10)
손궁(巽宮)과 건궁(乾宮)을 합하면 10이 되고(4+6 = 10)
곤궁(坤宮)과 간궁(艮宮)을 합하면 10이 되고(2+8 = 10)
진궁(震宮)과 태궁(兌宮)을 합해도 10이 된다.(3+7 = 10)
역(逆)으로 돌려서,
감궁과 이궁을 합하면 10이 되고(1+9 = 10)
건궁과 손궁을 합하면 10이 되고(6+4 = 10)
간궁과 곤궁을 합하면 10이 되고(8+2 = 10)
태궁과 진궁을 합하면 10이 된다.(7+3 = 10)
중궁(中宮)은 자신(自身)의 수(數)를 더하면 10이 된다.

(5+5 = 10)

(10+10 = 00)

 이렇게 문왕팔괘도(文王八卦圖)에서 서로 상대하는 궁(宮)을 합하면, 십이란 수가 됨을 알 수 있다. 만약 감괘(坎卦)인 1수(數)를 상대궁인 9수(數)와 합하게 되면 태극수(太極數)인 10수(數)가 되게 된다. 곧, 천간(天干)은 선천수이고 지지(地支)는 후천수가 된다. 만약 6수(數)라면 4가 합해 10수(數)가 되는 것이다. 중궁(中宮)의 5는 5를 더하면 10수(數)가 되고 축미(丑未)는 10으로 0을 표시하여 0+0 = 00이 된다. 예를 들자면, 심장에 한습(寒濕)의 사기(邪氣)가 들어가 심근경색이나 심장 부위에 통증이 있을 때, 육십갑자(六十甲子)를 배대해보면 심장은 화⁻(火⁻)이고 음(陰)의 사기(邪氣)이므로 병화(丙火)와 정화(丁火) 중에 정화(丁火)에 해당한다. 지지(地支)는 그 장부의 환경을 나타낸다고 했으니, 한습(寒濕)의 사기가 심장에 침범한 것이 되니 정축(丁丑)이 나오게 된다.

　이것을 수로 표현하면 '3600'이 된다. 선천수에서 화(火)는 3이고 6을 합하면 9인 태극수가 되고 후천수에서는 10이 태극수이다. 오행으로 토(土)인 축미(丑未)는 10수(數)이므로 10+10 = 00으로 표시가 된다. 만약 간(肝)에 한습(寒濕)의 사기가 있다면, 간(肝)은 목⁻(木⁻)로 4인 선천수를 쓰고 태극수인 9수(數)를 만들려면 4와 5가 된다. 환경인 한습(寒濕)의 사기는 축토(丑土)이므로 '00'이 된다. 그래서 '4500'이란 수(數)를 육십갑자(六十甲子)에 배대해보면 을축(乙丑)이 된다. 이해를 돕기 위해 부연하면, 을(乙)은 목⁻(木⁻)이므로 간(肝)이 되는 것이고, 축(丑)은 한습(寒濕)의 사기(邪氣)이므로 간(肝)에 한습의 사기가 들어갔을 때 을축(乙丑)의 사기가 되는 것이다. 이것을 수(數)로 환원시키면 을(乙)은 '4'이고 축(丑)은 10수(數)로 '0'이 된다.

　선천수는 9수(數)를 만들어야 태극수(太極數)가 되고 후천수는 10수(數)를 만들어야 태극수(太極數)가 되므로, '을축(乙丑)'의 사기를 정화하려면 '4500'을 염(念)하면 몸이 정화되는 것이다. 이러한 이치(理致)로 육십갑자(六十甲子) 모두 고유의 수(數)를 가지게 되고, 해당 사기(邪氣)마다 그것을 태극(太極)으로 환원시켜 몸을 정화하여 병을 치료할 수가 있는 것이다.

　수년간 수련하러 오는 회원들에게 적용해본 결과 뛰어난 효과를 보고 있다. 처음에는 사기를 수(水)·화(火)·목(木)·금(金)·토(土) 오행에 각기 음양으로 나누어 열 가지로 분류하고, 다음 상생구조와 상극구조로 나누어 10×2 = 20, 20가지 분류로 정화하고 수련을 하였는데, 수련하다 중간에 그 사기의 미묘한 차이를 느낄 수가 있어 더욱 세분화해서 명리학에서 사용하는 '육십갑자(六十甲子)'를 이용해 분류하게 된 것이다. 분류하는 과정에서 알아낸 결과는 육십갑자 가운데 상생구조를 가진 것이 30개이고 상극구조를 가진 것도 30개로 정확하게 나누어져 있어 적잖게 놀라기도 했다.

지지(地支)에서 토(土)는 진(辰)·술(戌)·축(丑)·미(未) 네 개가 있는데, 이 중에서 축토(丑土)와 술토(戌土)는 상극구조이다. 나머지 두 개 진토(辰土)와 미토(未土)는 상생구조로, 자연의 이치에 맞게 축토(丑土)는 한겨울의 동토(冬土)로 한습(寒濕)의 기운을 나타내고, 술토(戌土)는 가을로 건조한 기운이고, 진토(辰土)는 봄에서 여름으로 전환해가는 습(濕)한 기운이고, 미토(未土)는 여름에서 가을로 진입하기 전 무덥고 습한 기운인 습열(濕熱)의 사기(邪氣)가 되는 것이다. 이는 자연과 딱 맞게 부합이 되므로 외우고 적용하는데 간편하기가 이루 말할 수 없다. 명리학(命理學)의 지식이 조금 있는 사람이라면 더욱 쉽게 접근해서 수련할 수가 있게 된다. 선천인 복희팔괘도와 후천인 문왕팔괘도를 이용해서 '상(象)'과 '수(數)'를 알아내어 육십갑자(六十甲子)에 배대해서 기의학(氣醫學)을 체계적으로 만들어 적용함을 간편하게 해놓았으니, 기(氣)를 수련해보지 않은 초보자들도 열심히 수련하면 전부가 다 쉽게 효과를 볼 수 있음을 알게 된다.

다음은 장부(臟腑)의 환경 상태를 나타내는 지지(地支)에 대해서 알아보자. 앞서 언급한 내용을 도표로써 나타내 본다.

오행(五行)	수(水)	화(火)	목(木)	금(金)	토(土)	
음(陰)	해(亥)	사(巳)	묘(卯)	유(酉)	축(丑)·미(未)	
용수(用數)	6	2	8	4	0	0
환경	寒(한)	熱(열)	血分(혈분)·風(풍)·虛(허)·裏(리)	氣分(기분)·燥冷(조랭)·虛(허)·表(표)	寒濕(한습)	丑
					濕熱(습열)	未

《음(陰)의 지지(地支)와 환경 배대표》

오행(五行)	수(水)	화(火)	목(木)	금(金)	토(土)	
양(陽)	자(子)	오(午)	인(寅)	신(申)	진(辰)·술(戌)	
용수(用數)	1	7	3	9	5	5
환경	寒(한)	火(화)	血分(혈분)·風(풍)·實(실)·裏(리)	氣分(기분)·實(실)·表(표)	濕(습)	辰
					燥熱(조열)	戌

《양(陽)의 지지(地支)와 환경 배대표》

이 모두가 문왕팔괘도를 근거로 해서 육십갑자(六十甲子)에 배대하여 만들어진 것이다. 문왕팔괘도는 후천팔괘도로 서로 상대되는 궁을 보면, 금수(金水) 상생으로 목화(木火) 상생으로 음

(陰)은 음(陰)끼리 양(陽)은 양(陽)끼리 상대되어 합하면 '10수(數)'가 됨을 알 수 있다. 중궁(中宮)인 토(土)는 5수(數)로써 5를 더하면 양토(陽土)로 10수(數)가 되고, 축미(丑未)인 음토(陰土)는 10수(數)로 0으로 표시해서 '00'이 된다.

이곳에서 영감을 받아 선천수와 후천수를 이용하여 육십갑자(六十甲子)에 배대하여 인체에 질병을 유발하는 사기(邪氣)를 60개로 세분해서 분류할 수 있었다. 또한, 60가지의 사기가 있음으로써 60가지의 정기(正氣)가 있음을 유추해내어 60가지의 체질을 분류해 놓을 수 있었다.

질병을 유발하는 기운을 총칭 '사기(邪氣)'라고 하고, 인체를 건강하게 유지 존속시키는 기운을 이름하여 '정기(正氣)'라고 한다. 인체에 정기가 항상 충만해 있다고 한다면 어찌 사기가 침범하여 질병을 유발할 수 있겠는가. 만약 사기가 침범하더라도 바로 사기를 정화하는 방법을 알고 있다면, 그 방법에 따라서 인체에 들어온 사기를 정화하면 되는 것이다. 이 모든 것이 옛사람들의 '음양술수체계(陰陽術數體系)'가 갖추어져 있었기 때문에 이에 따라 연구를 하여 이론체계를 만들 수 있게 된 것이다.

후천팔괘는 선천팔괘에서 속성(屬性)이 화(火)는 양의 기운으로 상승하여 하늘의 용(用)이 되고, 수(水)는 음의 기운으로서 하강하여 땅의 용(用)이 된다. 수(水)와 화(火)가 상호교차하면서 만물이 이뤄지고 생기 가득한 시공의 체계가 성립된다.

복희팔괘도는 진손(震巽)을 중심으로 이루어져 있다. 곧, 생장(生長)을 나타내는 곳에 사용이 되니, 건금(乾金)이 감수(坎水)를 생(生)하고, 간토(艮土)는 태금(兌金)을 생하며, 이화(離火)는 곤토(坤土)를 생하므로, 선천인 복희팔괘도가 상생(相生)을 나타내는 것을 알 수 있다.

온고(溫故)가 없었다면 어찌 지신(知新)이 있었겠는가. 그러하니, '술수학(術數學)'이 옛사람들이 남긴 지혜의 보고(寶庫) 가운데 으뜸이 되는 학문이 아니겠는가?

문왕팔괘도는 곤토(坤土)를 중심으로 이루어져 있다. 곧, 선천팔괘의 생장(生長)을 나타내는 것의 반대인 '수장(收藏)'을 나타내는데 사용한다. 건금(乾金)은 손목(巽木)을 극(克)하고, 감수(坎水)는 이화(離火)를 극하고, 태금(兌金)은 진목(震木)을 극하여, 후천인 문왕팔괘는 '상극(相克)'을 나타내는 것을 알 수 있다.

이와 같은 선천팔괘와 후천팔괘를 관찰하고 궁구하던 나머지 서로 상대가 되는 대궁(對宮)을 살펴보던 중에 '9수(數)'와 '10수(數)'를 깨닫고, 선천수와 후천수를 각기 '천간(天干)'과 '지지(地支)'에 배대해서 기(氣)로써 치료할 수 있는 '기의학(氣醫學)의 체계'를 만들게 된 것이다.

제2장
음양소장(陰陽消長)의 규율(規律)

얼마 전 작고하신 중국 종남산(終南山) 도인이라 불리던 미정자(米精子) 도장(道長)을 처음 만났을 때의 일이다. 그때의 세수(世歲)가 102세였다. 혹자는 107세(歲)라고도 말할 때였는데 서안(西安)에 있는 도관에서 강의할 때 참석을 했었는데, 나한테 "도(道)가 무엇인가?" 하고 묻기에, 차(茶)를 마시고 있던 터라 입안에 있던 차(茶)를 뱉어내면서 "이게 도(道)입니다." 했더니, "알았다." 하면서 "공부를 많이 하신 스님이네." 하더니 내가 나온 후 자기 제자들한테, "저 한국 화상(和尙)이 어른 앞에서 예의가 없다."라고 했단다. 도를 묻기에 격외(格外)의 도리(道理)로 답을 했을 뿐인데, 예의 운운하는 걸 듣고 '도교를 신봉(信奉)하는 분께 불교식의 답을 해서는 안 되겠구나.'라는 것을 느꼈다.

종리권(鍾離權), 여동빈(呂洞賓)으로 계승되는 용문파 장문인 왕력평(王力平) 선생을 만났을 때도 "도(道)가 무엇이냐?"라고 물어서 이와 비슷한 격외(格外)의 도리로 답한 적이 있었는데, 이 또한 비슷한 경우를 당했다. 이때 생각한 것이 '도교든 불교든 같은 도로 통할 것인데 자기들이 속해있는 교단의 틀 내지는 고정관념에서의 도(道)를 알고 있구나.' 하고 느꼈다. 이런 일이 있었던 후부터는 되도록 선(禪)적인 요소의 표현은 자제하게 되었다. 전혀 선문화(禪文化)에 대해 모르는 사람들에게 격외(格外)의 도리(道理)를 말해봤자 아무 필요가 없음을 깨달은 것이다. 어차피 도교(道敎)의 핵심사상(核心思想)이라고 하는 단도(丹道)를 배우러 왔기 때문에, 내 것은 숨기고 무위법과 유위법의 단도 수련법을 다 배우게 된 것이다. '소주천'과 '대주천', '기경팔맥'을 다 타통하고 수련을 해 봤지만, 궁극엔 태극의 자리로 환원해 가는 것이었다. 결국엔 선정(禪定)에 드는 것과 동일한 것이었다. 자기들이 말하는 대도(大道)를 획득하는 거였다. 장생불로(長生不老)라고 하는 것은 대도(大道)를 알게 하기 위한 미끼였을 뿐 아무것도 아닌 걸 알게 되었다. 금단(金丹)을 이루면 탈태환골(脫胎換骨)하고 장생불로(長生不老)할 수 있다고 하는 말은 대도(大道)를 알게 하는 방편이라는 말에 허탈한 마음 금할 길이 없었다.

이런 연유로 해서 역대 이름난 방사(方士)들과 대사(大師)들의 생몰연대를 조사해본 결과, 거의 50대에 세상을 떠나갔고 70세를 넘긴 사람들은 드물었다. 이걸 보면, 내단(內丹)을 수련하여 장생불로한다는 것은 세상 사람들에게 대도(大道)를 수련하게끔 하는 미끼였다는 것이 분명해졌다.

'그럼, 무병장수(無病長壽)하는 방법이 없다는 말인가?'라고 의문을 갖게 되는데, 그 방법은 있다고 자신 있게 말할 수 있다.

『황제내경(黃帝內經)』「소문(素問)」「상고천진론(上古天眞論)」에 "상고지인(上古之人), 기지도자(其知道者), 법어음양(法於陰

陽), 화어술수(和於術數), 식음유절(食飮有節), 기거유상(起居有常), 불망작로(不妄作勞), 고능형여신구(故能形與神俱), 이진종기천년(而盡終其天年), 도백세내거(度百歲乃去)이다."라고 하는 말이 있다. 해석하자면 "상고(上古)의 사람 중에, 양생(養生)의 도를 아는 지혜로운 자들은 천지음양의 규율(規律)을 준수하고, 사계절의 변화에 잘 적응하며, 음식을 절제할 줄 알고, 일하고 휴식을 취하매 법도를 잘 지켜 정신과 육체를 온전히 하여, 백 세를 넘겨 세상을 떠난다."라고 말했다.

이 글의 내용을 보면, 어떻게 하면 무병장수를 할 수 있는가 하는 방법을 알 수 있다. 살아가는데 자연의 변화에 위배하지 않고, 음식을 절제하며 일과 휴식에 밸런스를 유지하여 양생의 도를 지킨다면 되는 것이다. 이에 더 나아가 내가 개발해낸 '기의학(氣醫學)'을 수련하면 완벽한 양생의 법이 되는 것은 틀림이 없다.

역사서를 보면, 무병장수를 위해 진시황은 불로초를 얻고자 서복(徐福)에게 사기를 당해야만 했고, 명대(明代) 몇몇 황제들은 외단(外丹)인 단약(丹藥)을 얻기 위해 국고를 탕진했지만, 결국엔 폭사(暴死)하게 된다. 요즘 와서 밝혀진 얘기지만 단약(丹藥)을 만들 때 들어가는 수은(水銀) 등 광물질에 중독당해 죽은 것이라고 한다. 이렇게 외단(外丹)의 피해가 큰데도 아직 이러한 것을 신봉(信奉)해서 수련할 때 외단을 만들어 복용하는 사람들이 있다.

『주역참동계(周易參同契)』, 『영보필법(靈寶畢法)』 등 많은 서적에서 내단(內丹)을 수련해서 금단(金丹)을 얻어야 한다고 역설하고 있다. 내단(內丹)은 인체 내에서 단을 형성하는 것으로 외단(外丹)을 제련하는 방법을 가져와 인체에 적용해서 만드는 방법이다. 맨 처음 축기(築基)를 해서, 즉 터를 잘 닦고 솥을 걸어서 단(丹)을 제련한다. 이때 제일 중요한 것이 화후(火候)를 잘 살피는 것이다. 즉, 불길을 잘 관리하는 것이다. 단도(丹道)에서 '축기(築基)'라고 말을 하니, 문자의 이해가 잘못되어 '축기(畜氣)'로 오해를 하고 있다. 하단전에 기운을 축적하는 것으로 잘못 알고들 있다. '축기(築基)'란 말은 단(丹)을 제련하기 위해서는 솥을 안정되게 땅이 평평하도록 하고 잘 안치(安置)하기 위해서는 땅을 고르게 해서 기반을 잘 닦는다는 뜻이다. 먼저, 가부좌하고 자리에 편안히 앉아 척추를 곧추세우고 몸을 이완하고 숨을 고르게 한다. 그 후, 눈을 들어 먼 허공에 눈빛을 내보낸다. 이걸 두고 신광(神光)을 내보낸다고 말한다. 잠시 후, 신광(神光)을 거둬들여 내관(內觀)을 한 후, 간 → 심장 → 비위 → 폐 → 신장 순서대로 오장운화를 몇 회 정도 하고 난 후, 전음(前陰)·항문·하복부를 호흡으로 흡기(吸氣)하면서 수축(收縮), 호기(呼氣) 하면서 팽창(膨脹)을 거듭하다, 고요히 해서 하단전을 관(觀)하다, 모공호흡(毛孔呼吸)으로 산화(散火)를 하고 마친다. 대략 이러한 것이 내단(內丹)을 만드는 수련 방법이다. 물론 이것 말고도 진양화(進陽火)·퇴음부(退陰符)의 수련 방법 등 여러 가지의 공법들이 있지만, 종리권(鍾離權)·여동빈(呂洞賓)으로 전승되는 용문파에선 이런 방법으로 내단(內丹)을 수련하는 데 사용한다. 소의 경전(所依經典)으로서는 『영보필법(靈寶畢法)』과 『태을금화종지(太乙金華宗旨)』를 으뜸으로 하고 있다. 스승인 종리권(鍾離權)과 도제인 여동빈(呂洞賓)의 문답형식으로 쓰인 『종려전도집(鍾呂傳道集)』 또한 필수적으로 익혀야 하는 서책이다.

지금껏 소개한 내단(內丹) 만드는 법 역시 그 근원을 살펴보면 음양오행의 체계를 벗어나지 못한다. 만약 음양오행의 이치만 잘 터득하고 있다면, '주역', '기문둔갑', '명리', '풍수' 등 모든 술수학 이론을 쉽게 습득할 수 있게 된다. 우리의 전통문화는 전부 다 '음양오행체계'를 기저(基底)로 해서 만들어진 것이다.

이런 연유로 옛 선비들은 거의 음양오행의 이치에 밝아 약 처방전도 스스로 적어 약재를 사 오게 하여 병을 치료하기도 했다. 그리고 집에서 술을 빚는 것 역시 오행의 이치에 맞게 약재를 사용해 일 년에 두 번 정도 술을 만들어 먹었다는 설이 전해진다.

옛 사서(史書)에 보면, 위진남북조(魏晉南北朝)를 거쳐 수(隋)·당(唐)나라 때까지만 해도 유(儒)·불(佛)·선(仙) 삼교에 다 능통한 사람들이 많았는데, 송(宋)나라 때 유학의 이학(理學)이 발달하며 삼교의 반목이 더 많이 일어나게 된 것이다. 물론 그 이전에도 당(唐) 무종(武宗)은 도교를 숭상해서 불교 사찰을 없애고 승려들을 강제 환속시킨 것만 해도 엄청나다. 물론 과보를 받아 그 다음 해에 죽게 된다. 근원을 거슬러 올라가면 유·불·선 삼교는 다 통하게 되어있다. 편협된 자신의 좁은 소견만 버리면, 활활자재(活活自在)한 대도(大道)에 노닐 수가 있는 것이다. 그 근본은 음양소장(陰陽消長)의 변화규율을 잘 파악하는 데 있다.

만약 음양소장(陰陽消長)의 규율을 잘 파악한다면 이는 자연(自然)의 이치에 밝아짐이요, 자연 이치에 밝아지면 사물에 대한 이치에 환해지고, 이에 대한 이치에 밝다 보면 취길피흉(取吉避凶)이 가능하게 되고, 양생(養生)의 도(道)를 잃지 않게 되어, 저절로 장생구시(長生久視)가 이루어지는 것이다.

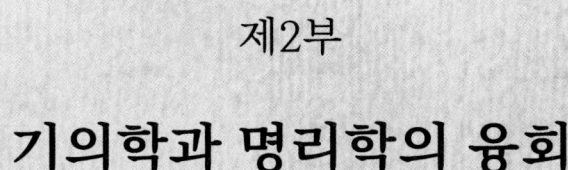

제2부

기의학과 명리학의 융회

제1장
천간(天干) 합에 대한 이야기

'천간합(天干合)'이란, 갑목(甲木)부터 십간을 차례대로 나열했을 때 여섯 번째 오는 기운을 만나 합(合)을 해서 변화하는 것을 말한다. 갑(甲)은 기토(己土)와 을(乙)은 경금(庚金)과 병(丙)은 신금(辛金)과 정(丁)은 임수(壬水)와 무(戊)는 계수(癸水)와 만나 합화(合化) 작용을 해서, 본래의 성질과는 다른 기운으로 변화되는 것을 말한다. 그러면 이 천간합의 이론은 언제부터 형성이 되었을까.

『황제내경(黃帝內經)』「오운행대론(五運行大論)」편을 보면 이런 내용이 있다. 황제가 오운육기(五運六氣)의 이론에 대해 기백(岐伯)에게 듣기를 원하자 "기백왈(岐伯曰), 소호재문야(昭乎哉問也), 신람『태시천원책』문(臣覽『太始天元冊』文), 단천지기(丹天之氣), 경어우녀무분(經於牛女戊分), 금천지기(黅天之氣), 경어심미기분(經於心尾己分), 창천지기(蒼天之氣), 경어위실류귀(經於危室柳鬼), 소천지기(素天之氣), 경어항저묘필(經於亢氐昴畢), 현천지기(玄天之氣), 경어장익루위(經於張翼婁胃), 소위무기분자

(所謂戊己分者), 규벽각진(奎壁角軫), 즉천지지문호야(則天地之門戶也)." 해석하면, "기백이 황제께 말하길 질문이 참으로 고명(高明)하십니다. 내가 일찍이 『태시천원책』을 읽었는데 '단천의 기운'이 '우(牛)'·'여(女)'의 이수(二宿) 및 서북방의 '무분(戊分)'을 지나고, '금천의 기운'은 '심(心)'·'미(尾)' 이수(二宿)에서 동남방의 '기분(己分)'으로 지나가고, '창천의 기운'은 '위(危)'·'실(室)' 이수(二宿)와 '류(柳)'·'귀(鬼)' 이수(二宿)를 지나가고, '소천의 기운'은 '항(亢)'·'저(氐)' 이수(二宿)와 '묘(昴)'·'필(畢)' 이수(二宿)를 지나가고, '현천의 기운'은 '장(張)'·'익(翼)' 이수(二宿)와 '루(婁)'·'위(胃)' 이수(二宿)가 지나가는 방위입니다. 이십팔수(二十八宿) 중에 '규(奎)'·'벽(壁)'과 '각(角)'·'진(軫)'은 천지음양 변화의 문호(門戶)입니다." 하는 내용이 나온다.

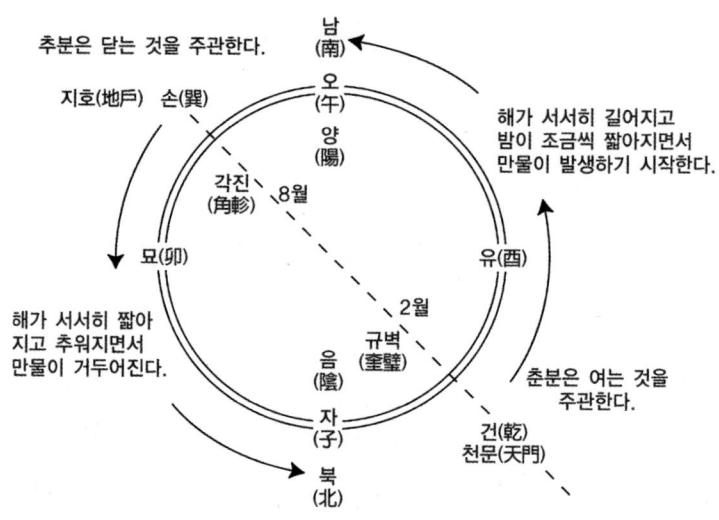

『황제내경』의 천문지호도(天門地戶圖)

이 글을 보면, '천간합'이 지금 명리에서 말하는 그런 내용이 아닌 '천문학'에서 나온 것임을 알게 된다. 갑기합토를 말할 때, 나무가 넘어져 오랜 시간이 지나면 썩어서 흙이 되니 갑기합토가 되는 것이다고 하는 황당한 이론도 본 적이 있다.

각설하고 '천간합화(天干合化)'의 이론은 윗글의 내용을 보면, 옛 선인(先人)들이 천문을 관측하던 결과, 이십팔수 간에 기단(氣團)으로 서로 이어져 있는 것을 본 후에 만들어진 이론이다.

단천의 기운은 무계합화(戊癸合火), 금천의 기운은 갑기합토(甲己合土), 창천의 기운은 정임합목(丁壬合木), 소천의 기운은 을경합금(乙庚合金), 현천의 기운은 병신합수(丙辛合水)로 정리가 된다.

오운육기(五運六氣)에 대한 자세한 내용은 다음 장에서 얘기하고, 여기서는 간략히 기본적인 것만 말하고자 한다. 하늘에서는 오운(五運), 땅에서는 육기(六氣)를 말한다.

오운은 토(土), 금(金), 수(水), 목(木), 화(火)로,

갑기년(甲己年)은 토운(土運)
을경년(乙庚年)은 금운(金運)
병신년(丙辛年)은 수운(水運)
정임년(丁壬年)은 목운(木運)
무계년(戊癸年)은 화운(火運)

갑(甲)·병(丙)·무(戊)·경(庚)·임(壬)에 해당하는 양간년(陽干年)은 '태과(太過)'라 하고, 을(乙)·정(丁)·기(己)·신(辛)·계(癸)

에 속한 음간년(陰干年)은 '불급(不及)'이라 한다. 예들 들자면, 2020년 올해는 경자년(庚子年)이므로 양간(陽干)이라 금운(金運)에 해당하는 해이므로 '금운태과(金運太過)'의 해라고 한다.

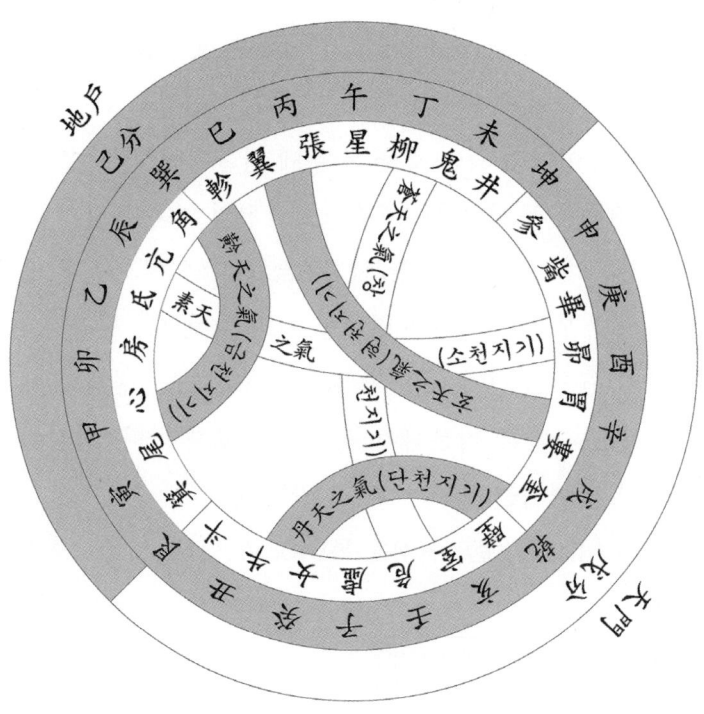

오운경천도(五運經天圖)

육기(六氣)는 땅의 여섯 가지 기운을 말한다.

자오(子午) 소음군화(少陰君火)
축미(丑未) 태음습토(太陰濕土)

인신(寅申) 소양상화(少陽相火)

묘유(卯酉) 양명조금(陽明燥金)

진술(辰戌) 태양한수(太陽寒水)

사해(巳亥) 궐음풍목(厥陰風木)

천간에선 합으로 지지에선 이렇게 상충(相衝)하는 기운으로 이루어져 있다. 태양(太陽), 소양(少陽), 태음(太陰), 소음(少陰) 이렇게 사상(四象)으로 나누어져 있는 것에서 궐음(厥陰)과 양명(陽明)을 넣어서 삼음삼양(三陰三陽)을 만들어서 인체에 배대할 수 있게 만든 것이다. 사상(四象)에서 진일보 발전한 것이다.

한데, 이러한 연유도 모르고 궐음(厥陰)을 소음(少陰)에다 양명(陽明)을 소양(少陽)에다 편입을 시켜 운기사상체질(運氣四象體質)을 말하는 사람들도 있다. 옛 선인(先人)들이 인체에 적용하기 쉽게 연구해낸 것을 무용지물로 만들어버리니 한심한 노릇이 아닌가.

이 삼음삼양(三陰三陽)을 수(手)와 족(足)을 구분하면 12경락이 나오고, 임·독맥을 합하면 14경락이 되고, 기경팔맥까지 합하면 전신 경락이 된다.

천간(天干)과 지지(地支)는 기(氣)의 형태와 성질을 문자화(文字化)해 놓은 것이다. 육십갑자(六十甲子)가 되어있다는 것은 60가지의 기의 형태가 있다는 뜻이 된다.

올해(2020년)가 경자년(庚子年)이니까, 육기(六氣)에서는 자오(子午)이므로 자오(子午) 소음군화(少陰君火)가 되니, 일 년 12개월 중 전반기 6개월을 담당하는 기운을 사천(司天)이라고 한다. 그래서 올해(2020년)의 사천(司天)은 소음군화(少陰君火)라고 한다.

사천(司天)은 객기(客氣)의 삼의 기운(三之氣)에 해당한다. 후반기 6개월을 담당하는 것을 재천(在泉)이라 한다. 이 재천은 땅의 기운을 말하는데, 사천(司天)이 소음(少陰)으로 이음(二陰)에 해당하므로 재천(在泉)은 이양(二陽)인 양명(陽明)이 된다. 그래서 올해(2020년) 경자년(庚子年)의 재천(在泉)은 양명조금(陽明燥金)이 된다.

객기(客氣)에서는 육의 기(六之氣)가 된다. 오늘이 양력으로 11월 13일이므로 입동(立冬)은 지났고 아직 소설(小雪)이 안 되었으므로 주기(主氣)는 아직 오의 기(五之氣)다. 그래서 양명조금(陽明燥金)이 된다. 객기(客氣)는 소양상화(少陽相火)가 된다.

사천(司天) 소음군화(少陰君火)
객기(客氣) 소양상화(少陽相火)
중운(中運) 금운태과(金運太過)
주기(主氣) 양명조금(陽明燥金)
재천(在泉) 양명조금(陽明燥金)

이렇게 표가 짜인다. 오운육기(五運六氣)를 알면, 미래의 예측이 가능해 그해에 어떠한 병이 도는가, 또한 어떤 약을 쓰면 되는가 하는 것들이 가능하게 된다.

주기(主氣)는 여섯 기운으로 나누어, 한 기(氣)에 4절기를 넣어 '4×6 = 24' 24절기가 된다.

초지기(初之氣) 궐음풍목(厥陰風木)
이지기(二之氣) 소음군화(少陰君火)
삼지기(三之氣) 소양상화(少陽相火)
사지기(四之氣) 태음습토(太陰濕土)
오지기(五之氣) 양명조금(陽明燥金)
종지기(終之氣) 태양한수(太陽寒水)

주기(主氣)는 일정하게 매년 고정되어 있다. 한데, 객기(客氣)는 매년 간지가 바뀜에 따라 변한다. 올해는 경자년(庚子年)이므로 사천(司天)이 소음군화(少陰君火)로 객기(客氣)로서는 제3의 기(三之氣)가 되고, 내년(2021년)인 신축년(辛丑年)이면 축미(丑未) 태음습토(太陰濕土)가 사천(司天)이 된다. 그래서 재천(在泉)은 삼양(三陽)인 태양한수(太陽寒水)가 된다.

객기(客氣)는 궐음풍목(厥陰風木) 일음(一陰)
　　　　　 소음군화(少陰君火) 이음(二陰)
　　　　　 태음습토(太陰濕土) 삼음(三陰)
　　　　　 소양상화(少陽相火) 일양(一陽)
　　　　　 양명조금(陽明燥金) 이양(二陽)
　　　　　 태양한수(太陽寒水) 삼양(三陽)

이와 같은 순서로 순환한다. 여기서 더 자세하게 들어가면 객운(客運)과 주운(主運)도 뽑아서 참조한다. 자세한 것은 뒷부분에서 소개한다. 부연해서 말하자면, 천간의 합은 음양(陰陽)이 서로 짝이 되어 각기의 고유 속성을 버리고 자신의 부족한 부분을 메꾸기 위해서 상대의 기운을 합하게 된 것이다. 갑목(甲木)의 분출하고 직상(直上)하는 기운을, 기토(己土)의 수렴하는 작용으로 중화해서 중정의 기운이 되게 한다. 기토(己土)가 갑목(甲木)을 만나면, 그와 반대로 기토(己土)의 양기(陽氣)를 더 발산하지 못하게 수렴하고 덮는 강한 기운을, 갑목(甲木)의 분출하고 위로 솟아오르는 직상(直上)하는 기운을 빌려 중화해서 조절하게 된다. 을목(乙木)의 유(柔)한 기운, 즉 연약해 보일 정도의 부드러운 기운만 가지고서는 계속해서 성장할 수 없는 위험이 있으므로, 경금(庚金)의 딱딱한 성질이 필요한 것이다. 또한, 경금(庚金)은 수렴작용이 기토(己土) 보다 더욱 발전한 단계라 을목(乙木)의 부드러운 기운이 필요한 것이다. 병신(丙辛)의 합은 병화(丙火)의 강한 발산의 기운을 신금(辛金)의 수렴·억제하는 작용으로 누그러지게 해서 조절하는 작용이 된다. 또한, 신금(辛金)은 꽃이 피어야 열매를 맺을 수 있는데 너무 강한 수렴 억제의 기운만 있게 되면 꽃이 피지 못하니, 병화(丙火)의 발산하는 힘을 빌려야 꽃이 피고 열매를 맺고 열매 속의 수액(水液)을 키워가는 것이다.

정임(丁壬)의 합을 보면, 정화(丁火)의 확산하는 기운은 병화(丙火)보다 한 단계 더 발전한 것이라 신금(辛金)의 수렴보다도 더 강한 임수(壬水)의 응축하는 기운이 필요하게 되는 것이다. 반대로, 임수(壬水)가 정화(丁火)를 만나면 임수(壬水)의 응축하는 기운을 조절해주어 목(木)이란 새 생명을 잘 보호해서 탄생시켜 주게 된다. 정화(丁火)의 발산하는 기운이 없이 임수(壬水)의 강한 응축 작용만 있으면 그 씨앗은 쪼그라들어 죽게 된다.

 무계(戊癸) 합이 화(火)가 되는 이치는, 무토(戊土)의 극왕(極旺)한 양기를 응축하는 힘이 제일 강한 계수(癸水)의 힘을 빌리지 못하면, 양기를 주체 못 해 유실하게 된다. 이런 연유로 계수(癸水)의 응축하는 기운을 빌려 양기를 보존하게 된다. 활활 타오르는 불길을 좀 더 오래 하게 하고 싶다면, 응축하는 기운을 빌려 불의 기세를 조절하면 된다. 계수(癸水)가 무토(戊土)를 만나면, 무토(戊土)의 극왕(極旺)한 양기를 빌려 자신을 확산하고자 한다. 양(陽)의 기운이 성한 여름이 오면 대기 중에 습도가 많은 것을 느낄 수가 있다. 이게 바로 계수(癸水)의 확장에서 오는 것이다. 이렇게 천간의 합은 자신의 고유한 기운은 잃게 되지만, 한 단계 승격이 되어 조화를 얻은 모양새가 된다.

제2장
12운성(十二運星)에 대한 고찰

　명리학(命理學)에서 기(氣)의 세력(勢力)이 점차 발전해서 쇠퇴해 없어지기까지 과정을 열두 단계로 분류해서 만든 것이, 12운성(十二運星)의 이론체계다. 천간과 지지가 어우러져 나타나는 파워의 정도를 헤아릴 수 있는 잣대와 같은 역할을 하는 이론체계라 할 수 있다.
　먼저 입태(入胎)를 해서, 태중(胎中)에서 열 달 동안 길러지다(養) 태어나서(長生), 자라면서 어린애의 때를 벗고(沐浴), 성장해서 취직하고(冠帶), 경험을 두루 쌓아 중견 간부가 되어(建祿), 왕성한 활동으로 정상에 오른 후(帝旺), 은퇴해서 편안한 삶을 누리고(衰), 정신적 영역에서의 활동(病)과 사고(思考)를 하다(死), 사상(思想) 자체가 굳어져 유연함이 없어진 상태(墓)를 지나 끊어진 상태로 헤매다 절처봉생(絶處逢生)해서, 다시 입태(入胎)에 들어가 순환을 하는 것을 말한다.
　12운성을 음양(陰陽)으로 구분해서 나누어보면 아래와 같다.

양(陽)에 속하는 단계는,
장생(長生), 목욕(沐浴), 관대(冠帶), 건록(建祿), 제왕(帝旺), 쇠(衰).

음(陰)에 속하는 것은,
병(病), 사(死), 묘(墓), 절(絶), 태(胎), 양(養).

이렇게 음양으로 각기 6개씩 나눌 수가 있다. '장생(長生)에서 쇠(衰)'의 단계까지는 '양(陽)의 구간'으로 '성장하고 발전해 나가는 시기'이고, '병(病)으로부터 양(養)의 단계'까지는 '음(陰)의 구간'으로 글자 뜻대로 해석해서 '병들고 죽어서 묘지에 들어간다.'라고 이해를 해서는 안 되고, '내적이며 정신적인 활동과 사색을 하는 시기'라고 보면 된다. 그래서 '사즉사야(死卽思也)'라고 하는 말이 있다. '사(死)라고 하는 것은 생각(思)하는 것'이라고 풀이되는 것이다.

이렇게 12운성에서 음양을 구분해서 서로 대(對)가 되는 관계를 살펴보면, 장생(長生)의 반대편은 사(死)가 아닌 병(病)이 짝이 되는 것이다. 음생양사(陰生陽死), 양생음사(陽生陰死)란 이론은 자연의 이치에 부합되지 않는 문자로만 알음알이를 내어서 견강부회하게 말한 이론임을 알 수가 있다.

명대(明代) 육오(育吾) 만민영(萬民英) 선생이 지은 『삼명통회(三命通會)』「논천간음양생사(論天干陰陽生死)」란 문장을 보면, "갑목(甲木)이 장생어해(長生於亥), 해위하담지소지수(亥爲河潭

池沼之水), 명왈사수(名曰死水), 고사목방사수중(故死木放死水中), 수침년구(雖浸年久), 불능후괴(不能朽壞)."라고 했다. 해석하자면 "갑목(甲木)이 해(亥)에서 장생한다. 해(亥)는 강·저수지·못 등의 물로서 사수(死水)라고 한다. 그래서 사목(死木)을 해수(亥水)와 같은 사수(死水)에 담가 오랜 세월 동안 잠겨 있게 해도 썩지 않는다."라고 했다.

갑목(甲木)이 해(亥)에서 생하고 오지(午地)에서 사(死)에 들어간다는 말은 자연의 이치에 부합되지만, 을목(乙木)이 오지(午地)에서 장생(長生)한다는 말은 자연의 이치와 부합되지 않는다.

이 책에 실려있는 을목(乙木)의 내용을 보면, "시월건해(十月建亥), 해내순음사령(亥乃純陰司令), 임록도해당권(壬祿到亥當權), 사수범람(死水氾濫), 토박근허(土薄根虛), 유실배양(有失培養), 고을목사어해(故乙木死於亥)."라고 했다. 해석하자면 "음력 시월의 월건(月建)은 해(亥)이고, 해(亥)는 소식괘(消息卦)로 ☷ 곤괘인 순음(純陰)이 사령(司令) 하는 때이므로 임수(壬水)가 해(亥)에서 기세가 강해 건록(建祿)이 되니, 사수(死水)가 범람하여 흙이 떠내려가 얇아지고 뿌리가 허해진다. 그리하여 배양함을 잃게 되어 죽게 된다. 고로 을목(乙木)이 해(亥)에서 죽는다."라고 했다.

이러한 논지는 장생(長生)의 대(對)를 사(死)로 보았기에 견강부회하게 맞춘 문장이라 본다. 강(江)·연못·저수지 등의 물이 범람하여 을목(乙木)이 해(亥)에서 사(死)한다고 했는데, 여름에 홍수가 나서 물이 범람하지 음력 시월에 홍수가 범람함이 말이 되는가? 차라리 임수(壬水)인 겨울의 차가운 한기(寒氣)가 을목(乙

木)을 얼어 죽게 한다고 했으면, 자연의 이치에 부합이 되지 이게 맞는 말인가?

다음은 병화(丙火)와 정화(丁火)의 내용을 보자. "병화생어인(丙火生於寅), 기리심명(其理甚明), 여태양지화(如太陽之火), 자동이승(自東而昇), 지서이몰(至西而沒), 차유속태(且酉屬兌), 태위택(兌爲澤), 기토생금(己土生金), 금기성(金氣盛), 엄식병화지광(掩息丙火之光), 불능현휘(不能顯輝), 기무회호(豈無晦乎), 고병화생어인이사어유(故丙火生於寅而死於酉)."라고 했다. 해석하자면 "병화(丙火)는 인(寅)에서 장생함이 그 이치가 심히 분명하다. 마치 태양과 같아 동쪽에서 솟아오르고 서쪽에서 진다. 또한, 유(酉)는 팔괘로 태(兌)에 속하니 태(兌)는 연못이다. 기토(己土)가 금(金)을 생하니 금기(金氣)가 왕성하여 병화(丙火)의 빛을 가리니, 그 빛남을 드러내지 못하므로 어찌 어둡지 않겠는가? 고로 병화(丙火)는 인(寅)에서 장생(長生)하고 유(酉)에서 사(死)한다."라고 했다. 이 병화의 내용을 살펴보면, 자연의 이치와 부합이 되는 논리라고 할 수 있다.

다음은 정화(丁火)의 내용을 보자. "재천위열성(在天爲列星), 재지위등화(在地爲燈火), 위지음화(謂之陰火)." 즉, "정화(丁火)는 하늘에서는 별이라 하고 땅에서는 등불이라 했는데 음화(陰火)라고 한다." 또한 "지어유시(至於酉時), 사음사권(四陰司權), 등화즉능휘황(燈火則能輝煌), 열성즉능찬란(列星則能燦爛), 고정생어유(故丁生於酉), 지어인지(至於寅地), 삼양당합(三陽當合), 양화이생(陽火而生), 음화이퇴(陰火而退), 여일동승(如日東昇), 열성은요

(列星隱耀), 등수유염(燈雖有焰), 불현기광(不顯其光), 고정생어유이사어인야(故丁生於酉而死於寅也)."라고 했다. 해석하자면 "유시(酉時)에 이르면, 사음(四陰)이 사령(司令)해서 (소식괘 ䷓ 풍지관觀) 등불이 능히 밝게 빛나고, 별들도 찬란하게 빛을 발한다. 고로 정화(丁火)는 유(酉)에서 장생(長生)하고 인지(寅地)에 이르러 삼양(三陽)이 되어 합해 (소식괘 ䷊ 지천 태泰) 양화(陽火)인 병화(丙火)가 장생(長生)하니 음화(陰火)인 정화가 물러감이라. 마치 해가 동쪽에서 솟아오르니 별빛은 희매 해지고 등불도 비록 화염은 있으나 그 빛을 드러내지 못하니, 고로 정화(丁火)는 유(酉)에서 장생(長生)하고 인(寅)에서 사(死)한다."라고 했다.

이 글의 내용을 보면, 일견 그럴듯해 보이지만 그 뜻을 자세히 살펴보면, 이치에 부합이 되지 않는 글임을 알 수가 있다. 정화(丁火)를 하늘에서는 별 땅에서는 등불에 비유했다. 이와 같다면 정화(丁火)인 별과 등불은 한밤중인 시간대에 제일 빛을 발한다. 해자축(亥子丑)의 시간대가 제일 빛을 발하는 시간이다. 한데, 기존에 있는 12운성 이론은 정화(丁火)는 음간(陰干)이라 역행(逆行)으로 가는데 이 이론대로라면 오(午)·사(巳)·진시(辰時)인 한낮에서 해가 완전히 솟아오른 오전 중이 12운성 중, 기세가 제일 강한 건록(建祿)·제왕(帝旺)·쇠(衰)의 단계다. 태양이 중천에 뜬 환한 대낮에 별빛과 등불이 어떻게 빛을 낸다고 말할 수 있겠는가. 별과 등불에 비유되는 정화(丁火)는 유시(酉時)에는 겨울을 제외한 나머지 계절은 아직 빛을 발하지 못하고, 한밤중이 되어야만 비로소 빛을 강하게 발할 수가 있는 것이다.

이런 연유로 '음간(陰干)에 대한 12운성의 이론은 다시 쓰여야만 한다.'라고 평소에 생각하고 있었는데, 우연히 명리 강의를 하나 듣게 되었는데, 이 이론은 "음의 기세가 가장 왕성한 제왕(帝旺)일 때 양(陽)은 입태를 하고, 양의 기세가 가장 강한 제왕(帝旺)일 때 음이 입태(入胎)를 한다."라고 강의를 하는 걸 보고 보는 순간 '이게 바로 음간(陰干)에 대한 12운성의 올바른 적용이다.'라고 생각했다. 너무나 명쾌하게 잘 적용을 하셨는데, 화토동법(火土同法)을 그대로 옛사람들과 같이 사용하는 걸 보고 약간의 아쉬움을 남겼다. 화토동법(火土同法)은 자연의 이치에 부합되지 않는 이론이다. 그에 관한 얘기는 다음 장에서 소개하겠다.

제3장
화토동법(火土同法)은 맞는 이론인가?

　화토동법(火土同法)이라 해서, 12운성(十二運星)에서 병화(丙火)와 무토(戊土)를 같이 보고 정화(丁火)와 기토(己土)를 같게 본다. 한데, 이 이론(理論)이 맞는가 하는 것이다. 화토동법의 출현은 먼저 수토동법(水土同法)으로 쓰여 오다가 연해자평(淵海子平)의 서대승(徐大升) 때부터 화토동법의 이론이 사용되었다고 전해진다. 송대(宋代) 서자평(徐子平) 때까지도 수토동법이 사용되었다 한다. 『오운육기의학보감(五運六氣醫學寶鑑)』을 보면, 수토동법은 역리(易理)라 하고 화토동법(火土同法)은 명리(命理)라고 했다.
　『삼명통회(三命通會)』에 보면, "무토(戊土)는 재천위무(在天爲霧), 재지위산(在地爲山), 위지양토(謂之陽土), 기록재사(其祿在巳)."라고 했다. 해석하자면, "무토는 하늘에서는 안개(霧)요, 땅에서는 산이다. 양토(陽土)라 한다. 사지(巳地)에서 건록(建祿)이 된다[3].”

또, 다음 문장을 보면 이렇게 되어있다. "희양화상생(喜陽火相生), 외음금도기(畏陰金盜氣), 양화자(陽火者), 병화야(丙火也), 병생어인(丙生於寅), 인속간(寅屬艮), 간위산(艮爲山), 산위강토(山爲剛土), 즉무토야(卽戊土也), 뢰병화이생언(賴丙火而生焉), 지어유지(至於酉地), 유속태(酉屬兌), 금호도무토지기(金耗盜戊土之氣), 내금성토허(乃金盛土虛), 모쇠자왕(母衰子旺), 우금격석쇄(又金擊石碎), 기능연수(豈能延壽), 고무토생어인이사어유(故戊土生於寅而死於酉)." 해석하자면, "무토(戊土)는 양화(陽火)가 생(生)해 주는 것을 좋아하고, 음금(陰金)이 기(氣)를 뺏어가는 것을 두려워한다. 양화는 병화(丙火)를 말한다. 병(丙)은 인(寅)에서 장생한다. 인(寅)은 간괘(艮卦)에 속하고 간(艮)은 산(山)으로 산을 강토(剛土)라고 하는데, 곧 무토(戊土)를 말한다. 무토(戊土)는 병화(丙火)에 힘입어 생한다. 유지(酉地)에 이르러서 유(酉)가 태괘(兌卦)에 속하니, 금(金)의 기운이 무토(戊土)를 설기해서, 금(金)의 기운이 성하고 토(土)가 허해진다. 모친인 토(土)가 쇠퇴하고, 자식인 금(金)이 왕성(旺盛)해진다. 또한, 쇠(金)로 가격해서 돌을 부숴버리니, 어찌 능히 오래가겠는가? 고로 무토(戊土)

---

3) 역주(譯主): 하늘에서는 안개(霧)라고 한 것은 노을(霞)의 오자(誤字)가 아닌가 한다. 계수(癸水)를 비(雨) 또한 안개(霧)에 비유한다.

는 인(寅)에서 생하고 유(酉)에서 사(死)한다."라고 했다.

윗글의 내용을 보면, "무토(戊土)는 병화(丙火)에 힘입어 생한다."라고 했는데, '어떻게 이제 겨우 장생(長生)지에 있는 병화(丙火)가 무슨 힘이 있어 무토(戊土)를 도와 인지(寅地)에서 생하게 된다는 말인가?' 하고 의심이 든다.

『궁통보감(窮通寶鑑)』에 보면, "삼춘무토(三春戊土), 무병조난(無丙照暖), 무토불생(戊土不生)."이라 했다. 즉, "봄의 무토(戊土)는 병화(丙火)가 없으면 따스하게 비추는 게 없어, 무토(戊土)가 살 수가 없다."라는 의미이다. 한데, 인월(寅月)의 병화(丙火)는 아직도 그 세력이 약해 무토(戊土)를 생하게 할 힘이 없다고 본다. 묘월(卯月)이면 양광(陽光)이 어느 정도 힘이 있어 따뜻한데, 인월(寅月)이면 아직 한기(寒氣)가 많이 머물러 있는 때이므로, 병화(丙火)가 인(寅)에서 무토(戊土)를 생하게 한다는 말은 자연의 이치와는 부합되질 않는다고 본다. 필자의 견해로는, 무토(戊土)와 기토(己土)는 병화(丙火)와 정화(丁火)에 도움을 받아 생하는 것이 아니고, 토(土) 스스로 본신의 자리에서 음양이 교체하면서 생한다고 본다. 천지기분(天地旣分), 후재만물(厚載萬物), 취어중앙(聚於中央), 산어사유(散於四維), 무토(戊土)는 천지가 나누어지매, 만물을 다 싣고 중앙에 기운을 모아서 있고, 네 모퉁이에도 기운이 흩어져 있다. 인간세(人間世)에 비유하자면, 중앙인 중궁(中宮)은 황제가 있는 곳이다. 왕족은 왕족끼리만 결혼을 한다. 그 혈통을 유지하기 위해 이런 전통을 유지한 국가들이 역사적으로 많이 존재했었다. 중궁(中宮)에 있는 토(土)가 화토동법(火土

同法)으로 병화(丙火)와 정화(丁火)와 같이 태어나는 게 아니고, 토(土) 본신에서 토(土)가 생하는 것이다. 본래는 축미(丑未)가 중심선이었는데, 지축이 23.5°로 기울어져 자오(子午)가 지구의 중심선이 되어있다. 토(土)는 바로 축미(丑未)를 기점으로 해서 입태(入胎)를 한다.

'무토(戊土)'는 축(丑)에서 입태(入胎) 해서 미토(未土)에서 제왕(帝旺)이 되고, '기토(己土)'는 미토(未土)에서 입태(入胎) 해서 축토(丑土)에서 제왕(帝旺)이 된다. 토(土)는 만물을 포용할 수 있는 공간이다. 양토(陽土)인 무토(戊土)는 점차 확산하다 기세가 다하면, 음토(陰土)인 기토(己土)가 이어서 수렴·응축하는 작용을 하면서 순환하는 것이다. 이처럼 12운성을 보면, 무토(戊土)는 축지(丑地)에서 입태(入胎) 하면 묘(卯)에서 장생(長生)하고 미(未)에서 제왕(帝旺)이 된다.

『궁통보감(窮通寶鑑)』「논사계월지토(論四季月之土)」를 보면, "진술축미(辰戌丑未), 사토지신(四土之神), 유미토위극왕(惟未土爲極旺), 하야(何也), 진토대목기극지(辰土帶木氣剋之), 술축지토(戌丑之土), 대금기설지(帶金氣洩之), 차삼토수왕이불왕(此三土雖旺而不旺)."이라고 했다. "진술축미는 사토(四土)의 신(神)이다. 그중에서 오직 미토(未土)만 극왕(極旺)하니, 어찌 된 까닭인가? 진토(辰土)는 목기(木氣)를 띠고 있어 토(土)를 극하고, 술축(戌丑)은 금기(金氣)[4]를 지니고 있어 토(土)의 기운을 설기(洩氣) 하기 때문이다. 진술축(辰戌丑)이 삼토(三土)는 비록 왕(旺)하다 해도 실제로는 왕(旺) 하지 않다고 본다." 이어져 있는 문장을 계속해서 보면, "약미월토즉대화기야(若未月土則帶火氣也), 대화이생지(帶火以生之), 소이위극왕야(所以爲極旺也)."로 "만약 미월(未月)의 토(土)인 즉 화기(火氣)를 띠고 있다. 그 화기(火氣)를 가지고서 토를 생하고자 하니, 극도로 왕(旺) 하다고 하는 까닭이다." 윗글의 내용을 보면 나의 견해와 일치하는 곳이 있다. 무토(戊土)와 기토(己土)가 축미(丑未)를 기점으로 서로 교체해서 입태(入胎), 제왕(帝旺)을 한다고 했다. 무토(戊土)가 축(丑)에서 입태(入胎) 하면, 묘(卯)에서 장생(長生)하고 미(未)에서 제왕(帝旺)인 것이다. 이 어찌 서로 통하는 이치가 아니겠는가.

이와 상대되는 개념으로, 음토(陰土)인 기토(己土)는, 무토(戊土)의 제왕지(帝旺地)인 미(未)에서 입태(入胎) 하여 무토(戊土)의 입태지(入胎地)인 축(丑)에서 제왕(帝旺)이 되는 것이다. 축지(丑地)는 음한(陰寒)한 기운이 응축되어 있는 곳이다. 이런 까닭으로 음토(陰土)인 기토(己土)가 음한(陰寒)의 기운이 가장 성한 축지(丑地)가 제왕지(帝旺地)가 됨은 자연의 이치와도 부합이 된다.

---

4) 술(戌)은 가을의 끝자락이라 오행 중에 금(金)에 속하고 축(丑)은 금고(金庫)다. 토생금(土生金) 하니 토의 기운이 빠져나감이 된다.

다시 『삼명통회(三命通會)』에 나오는 기토(己土)에 관한 글을 보면, "기토계무지후(己土繼戊之後), 내천지원기(乃天之元氣), 지지진토(地之眞土), 청기상승(淸氣上昇), 충화천지(沖和天地), 탁기하강(濁氣下降), 취생만물(聚生萬物), 위지음토(謂之陰土)." 즉, "기토(己土)는 무토(戊土)의 뒤를 잇는다. 하늘에서는 원기(元氣)요 땅에서는 진토(眞土)라 한다. 맑은 청기(淸氣)가 위로 상승하여 천지를 중화하고 탁기는 하강해서 만물을 자라게 하니, 음토(陰土)라고 한다." 또 "희정화이생(喜丁火而生), 외양화이조(畏陽火而燥), 기록도오(其祿到午), 오중정화능생기토(午中丁火能生己土), 피을목도기재배지기(被乙木盜其栽培之氣), 지어유지(至於酉地), 정화이생(丁火而生), 정화기생기토역능생야(丁火旣生己土亦能生也)." 즉, "기토(己土)는 정화(丁火)로부터 생해짐을 좋아하지만, 양화(陽火)로 인해 메말라지는 것을 두려워한다. 오(午)에서 건록(建祿)이 되니, 오중(午中)의 정화(丁火)는 능히 기토(己土)를 생하고, 을목(乙木)에겐 재배(栽培)의 기운을 빼앗긴다. 유지(酉地)에 이르러 정화(丁火)가 생하니, 기토(己土) 또한 능히 생한다."라고 했다.

위의 글을 보면, 정화(丁火)와 기토(己土)를 함께 12운성을 적용해서 함께 유(酉)에서 생하고, 인(寅)에서 사(死)한다고 했다. 이처럼 보면, 문장 자체에서 모순적인 논리가 된다.

기토(己土)가 유(酉)에서 장생하면 음간이라 역행(逆行)으로 헤아리면, 미(未)·오(午)·사(巳)가 미(未)는 관대(官帶), 오(午)는 건록(建祿), 사지(巳地)에선 제왕(帝旺)이 된다. 음토(陰土)인 기토(己土)는 양화(陽火)에 메말라지는 것을 두려워한다고 했다.

한데 양화인 병화(丙火)가 제일 득세하는 사(巳)·오(午)·미(未) 구간에서 기토(己土)가 힘을 갖는다는 말이 이치에 맞는가? '화조토렬(火燥土裂)'이란 말이 있다. 음토(陰土)인 기토(己土)는 강한 화기(火氣)의 기운을 받으면 메말라서 땅이 갈라지는 것이다. 이런 연유로 화토동법(火土同法)의 이론은 맞지 않는다고 말하는 것이다.

제4장
기의학(氣醫學) 관점에서 본 명리학의 문제점

　선천수(先天數)와 후천수(後天數)를 육십갑자(六十甲子)에 배대해 기의학(氣醫學)을 구체화해서 체계를 세우다 보니, 명리학 이론에 다소의 문제점이 있다는 것을 알게 된다.

　명리학자(命理學者)들은 모든 것이 사주팔자대로 흘러간다고 한다. 그러나 이분들의 말대로 타고난 연월일시의 사주팔자대로 인생이 흘러간다면, 이건 운명론자이다. 만약 인생이 이렇다고 할 것 같으면 우리가 삶에 노력할 가치도 없으며, 무슨 일을 성취하기 위해 부단히 자신의 의지(意志)를 굳건히 하며 힘들게 살 필요도 없는 것이다.

　불교유식론(佛敎唯識論)의 관점에서 보자면, 사주팔자라고 하는 것은 '종자(種子)'이다. 종자(種子)를 그냥 땅에 뿌려 놓는다고 수확이 보장되는 건 아니다. 땅을 북돋아 주고 잡초도 제거하면서 퇴비나 비료를 주면서 관리를 해야 결실을 보아 수확을 보장받게 되는 것이다. 이 모든 행위를 일러서 '현행(現行)'이라고 한다. '종자+현행'이 다음 생에 더 나은 개량된 종자가 되니, 종자보다는 현재 자신의 의지작용으로 하는 모든 행동이 중요한 것이다. 이런 까닭으로 종자보다는 현행(現行)이 중요하다.

「소문(素問)」「오상정대론(五常政大論)」편을 보면, "근어중자(根於中者), 명왈신기(命曰神機), 신거즉기식(神去卽機息), 근어외자(根於外者), 명왈기립(命曰氣立), 기지즉화절(氣止卽化絶)." 즉, "사람이나 동물과 같이 안에 내재한 정신에 근원을 두면 그것을 신기(神機)라 한다. 이러한 것은 정신(精神)이 떠난즉, 생화(生化)의 기틀도 정지한다. 식물들과 같이 외부(外部)의 인소(因素)에 근원을 두는 것은 기립(氣立)이라 한다. 이러한 것들은 기(氣)의 운동이 정지한즉 생화(生化)하는 공능(功能)이 사라진다."라는 내용이 있다.

모든 식물에 기립(氣立)이 있으므로 이십사절기(二十四節氣)의 변화에 따라, 꽃이 피고 무성하게 자라 가을 되면 결실을 보아 수확을 하게 되고, 겨울엔 저장하게 된다. 모든 식물마다 바코드가 저장되어 있어 절기에 맞게 반응을 하는 것이다.

인간 역시 마찬가지로 안에 바코드가 내장되어 있어, 매년 흘러가는 행운(行運)에 따라 인생이 굴곡져 힘들게 살기도 하고, 때론 그렇게 크게 노력하지 않아도 일이 수월하게 성사(成事)가 될 때도 있다. 사주팔자라는 바코드가 안에 내장되어 있으므로 그러한 것이다. 앞서 언급한 대로 60갑자라고 하는 것은 기(氣)의 형태를 문자화해놓은 것이라고 했다. 모든 사람이 출생할 때 연월일시를 가지게 되는 것은 출생하는 시점의 기운을 내장하는 것이 되는 것이다. 그러면 음양오행의 이치를 잘 알고 이러한 기운을 태극으로 환원시킬 방법만 있으면, 내장된 자신의 바코드를 개량할 수가 있는 것이다.

한번 타고난 사주팔자는 바꿀 수가 없다고 말한다. 거의 모든 명리학자가 하는 말이다. 기본 관념 자체가 완전히 굳어 있다. 이러한 관념을 바꿀 수 있는 것이 음양오행의 이치에 다 들어 있다. 입으로는 음양오행을 말하지만, 근본적으로 음양오행의 이치를 깨닫지 못해 그러한 것이다.

천간과 지지를 선천수와 후천수에 배대해서 오장육부에 맞추고, 병증(病症)에 따라 현재 장부(臟腑)가 처해 있는 환경이나 상황을 알아 병을 치료할 수 있듯이, 모든 일을 해결하는 방안도 먼저 음양오행으로 구분해서 육십갑자로 세분하면 어떻게 하면 된다는 해답이 나오게 된다. 일하는 데 장애가 있다는 것은 사기(邪氣)가 존재하기 때문에 그러한 것이다. 그럼, 일에 장애를 일으키는 사기(邪氣)만 제거하고 나면, 일은 장애 없이 잘 성사가 될 것이다. 여태껏 이러한 방법을 알지 못해 일에 적용을 못 했을 뿐이다.

음양오행의 술수(術數)를 잘 알고, 기(氣)를 수련해서 천목(天目)이 열려 기운을 잘 분류해낼 수만 있다면, 이러한 모든 것이 가능하게 되는 것이다. 세상에는 육안으로 보는 현상(現象)의 세계가 있는가 하면, 육안으로 볼 수 없는 은상(隱象)의 세계도 있다는 것을 알아야 한다. 현상의 세계가 양(陽)이라고 하면, 은상(隱象)의 세계는 음(陰)이라고 할 수 있다. 이 은상의 세계를 체험하고 잘 이해를 해야 음양이 맞게 조화를 이루게 할 수도 있다. 이 은상의 세계는 수련하게 되면, 누구나 다 경험을 할 수 있게 된다. 육안으로만 보이는 현상세계 외에도 모든 사물의 근원이 되는 기

(氣)의 세계인 은상(隱象)의 세계를 보게 될 것이다. 허나 수련이 깊어지다 보면, 이러한 은상 세계 또한 현상계와 같이 진공(眞空)에서 일어나는 환(幻)인 줄 깨닫게 된다.

『금강경(金剛經)』에 "약견제상비상, 즉견여래(若見諸相非相, 卽見如來)."란 말이 있다. "삼라만상 모든 상(相)이 실다운 상이 아님을 알게 된다면, 바로 여래(如來)를 볼 수 있다." '여래'란 '부처님'을 뜻하고 여기에선 '진아(眞我)'를 말한다. 이러한 것을 수련하는 기본적인 철학은 '천인합일(天人合一)'이 되고, 천인합일이 되는 방법은 바로 선천수와 후천수를 육십갑자에 배대해서 수련하는 것이다.

이러한 이치이기 때문에 음양오행의 이론에서 벗어난 적이 없는 것이다. 불교의 참선(參禪)이나 도교(道敎)의 핵심사상인 단도(丹道)를 힘들게 닦지 않아도, 수(數)의 기운을 빌려 수련하면 된다. 수(數)를 염(念)하는 것이 일종의 관법(觀法)과 같지만 염하는 수(數)와 동일한 속성을 가진 우주 공간의 에너지를 가져와 내 몸을 정화하기 때문에 그 효과는 직접 경험해 보지 않고는 믿지 못할 것이다.

이것이야말로, "선천(先天)으로 돌아가는 확실한 방법이다."라고 말할 수 있다. 질병(疾病)을 일으키는 근원이 되는 사기(邪氣)를 성병(成病)이 되기 전에 미리 정화(淨化)를 해서 건강을 회복하고 매번 수련할 때마다 천인합일(天人合一)의 경계를 접하다 보면, 대도(大道)를 깨닫게 되어 진공묘유(眞空妙有)의 세계에 노닐게 될 것이다.

제3부

선천수와 후천수의 활용법

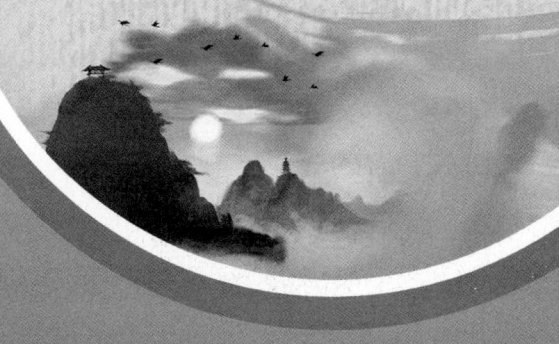

제1장
수(數)는 어디에서 왔는가?

음양술수체계(陰陽術數體系)에서의 수와 피타고라스 수리의 숫자와는 개념이 확연히 다르다. 음양술수체계에서의 수(數)는 숫자라고 할 수 없다. 왜냐하면 수(數)의 모든 것에는 음양오행을 함유하고 있다. 홀수인 1, 3, 5, 7, 9는 양(陽)이고, 짝수인 2, 4, 6, 8, 10은 음(陰)으로 구분하고, 또 오행(五行)으로 분류하면 다음과 같다.

수(水)는 1·6, 화(火)는 2·7, 목(木)은 3·8, 금(金)은 4·9, 토(土)는 5·10이다. 이건 후천수를 말함이고 선천수는 복희팔괘도에서 왔는데 아래와 같다.

1수(數)는 건금(乾金)으로 $金^+$ 장부(臟腑)에서는 대장(大腸)
2수(數)는 태금(兌金)으로 $金^-$ 장부(臟腑)에서는 폐(肺)
3수(數)는 이화(離火)로 火 장부(臟腑)에서는 심장(心臟) 소장(小腸)
4수(數)는 진목(震木)으로 $木^-$ 장부(臟腑)에서는 간장(肝臟)
5수(數)는 손목(巽木)으로 $木^+$ 장부(臟腑)에서는 담(膽)

6수(數)는 감수(坎水)로 水 장부(臟腑)에서는 방광(膀胱) 신장(腎臟)
7수(數)는 간토(艮土)로 土$^+$ 장부(臟腑)에서는 위(胃)
8수(數)는 곤토(坤土)로 土$^-$ 장부(臟腑)에서는 비(脾)를 나타낸다.

상고(上古)의 선인(先人)들은 수(數)가 음양(陰陽)을 법(法)으로 해서 나왔다고 했다. 또한, 해와 달과 별에서 수(數)가 생겨났다고 했다. 그래서 '수법음양(數法陰陽)', '수법일월성신(數法日月星辰)'이라고 했다.

이러한 말은 그냥 무작위로 나온 것이 아니고, 태양이 스스로 자전을 한 바퀴 하면 1년이 되고, 달이 지구를 한 바퀴 돌면 한 달이 되고, 해가 동쪽에서 올라 서쪽으로 떨어지면 하루가 되는 것을 천지우주의 운행하는 규율을 알아냄으로써 수(數)가 생겨난 것이다. 또, 한 가지 수(數)가 생겨난 유래를 얘기한 책이 있다. 바로 고대의 산수책이라고 할 수 있는 『주비산경(周髀算經)』이란 책이 있다. 이 책 속에서 수(數)가 생겨난 것을 얘기하는 대목이 있다.

주공(周公)이 그 당시 대수학자이던 상고(商高)란 이에게 물었다. "이 수(數)는 어떻게 해서 생겨났는가?" 하니 상고가 말하길, "수지법(數之法), 출어원방(出於圓方), 원출어방(圓出於方), 방출어구(方出於矩)."라고 했다. 해석하자면 "수(數)라는 것은 원(圓)과 방(方)에서 나왔고, 원(圓)은 방(方)에서 나왔고, 방(方)은 구(矩)에서 나왔다."라는 뜻이다.

그러면 원(圓)은 어떻게 해서 방(方)에서 나왔는가 하면, 우리는 지평선 상에서 해와 달과 별들이 출입하는 방위를 알 수가 있다. 이를 통해 방위를 파악할 수 있을 뿐만 아니라 계속해서 관찰하다 보면 그 규칙적인 운동주기(運動周期)도 알 수가 있게 된다.

이런 연유로 원이 방에서 나왔다는 말이고, '구(矩)'는 곱자구(方形을 그리는 데 쓰는 자), '네모 구'라는 뜻으로 넓고 높다는 뜻이다. 방위라고 하는 것은 넓은 우주 공간에서 나오는 것이다. 그래서 '방출어구(方出於矩)'란 말이 나오게 된 것이다.

구고원방(勾股圓方)을 도식화하면 아래와 같다.

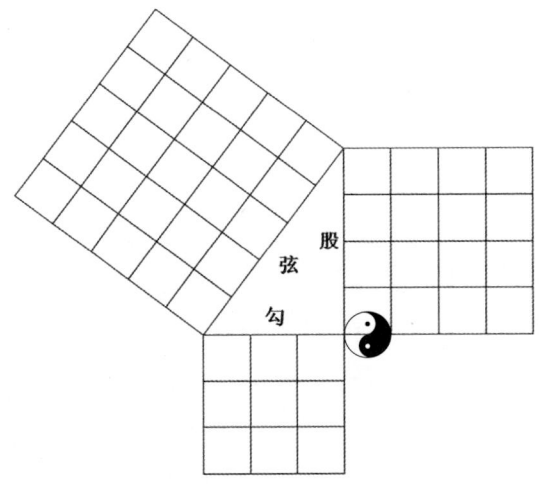

《 구고원방(勾股圓方) 》[5]

---

5) 직각삼각형의 한 변이 짧은 쪽을 '구(勾)'라 하고 긴 쪽을 '고(股)'라 한다. 구와 고를 이은 것을 '현(弦)'이라 한다. 구(3×3=9), 고(4×4=16), 현(5×5=25)을 합하면 대연수(大衍數)인 '50'이 된다.

이렇듯 우리 동양에서 쓰는 수(數)란 개념은 1, 3, 5, 7, 9를 '천수(天數)'라고 하고, 2, 4, 6, 8, 10을 '지수(地數)'라고 한다. 풍(風)·한(寒)·습(濕)·조(燥)·화(火)는 하늘의 음양(陰陽)이고, 목(木)·화(火)·토(土)·금(金)·수(水)는 땅의 음양이다.

하도(河圖)에서 볼 것 같으면 충분하게 수(數)와 음양(陰陽)의 관계를 알 수가 있다. 그래서 모든 수(數) 안에 음양오행이 다 포함되어 있어서 모든 상(象)을 헤아려 수(數)를 알고, 수(數)를 알고서 어떤 일을 함에 있어 잘 판단해서 처리할 수가 있고, 미래에 어떻게 일이 진행되어 갈 것인가에 대한 예측이 가능하게 되는 것이다.

다음은 '생수(生數)' 1, 2, 3, 4, 5와 '성수(成數)' 6, 7, 8, 9, 10의 출처를 말한 내용이다.

"천일생수(天一生水), 지육성지(地六成之)"
이건 북쪽 방위의 수와 음양의 관계
북방은 수(水)·한(寒), 數(수)는 1·6

"지이생화(地二生火), 천칠성지(天七成之)"
이건 남쪽 방위의 수와 음양의 관계
남방은 화(火)·열(熱), 數(수)는 2·7

"천삼생목(天三生木), 지팔성지(地八成之)"
이건 동쪽 방위의 수와 음양 관계
동방은 목(木)·풍(風), 數(수)는 3·8

"지사생금(地四生金), 천구성지(天九成之)"
이건 서쪽 방위의 수와 음양 관계
서방은 금(金)·조(燥), 數(수)는 4·9

"천오생토(天五生土), 지십성지(地十成之)"
이건 중앙 방위의 수와 음양 관계
中央(중앙)은 토(土)·습(濕), 數(수)는 5·10이 된다.

 고유의 수(數)마다 음양오행과 모든 것이 오행에 배대해 다 포함된 것을 알게 된다. 이런 연유로 옛사람들은 사물을 파악하고 일을 처리하고 결단을 함에 있어, 먼저 음양오행을 추단하여 그 이치에 맞게 접근한 것이다. 그래서 이 수(數)를 잘 알고 있다면 그 규율을 알고 있는 것이라, 자연의 이치에 맞게 일을 처리할 뿐만 아니라 미래의 예측까지도 가능해 일이 어떻게 진행 발전되어 나갈 것인가 하는 흐름도 파악할 수가 있는 것이다. 만법(萬法)이 다 음양(陰陽)을 근본으로 해서 이루어졌으므로 이 모든 게 가능하게 되는 것이다.
 한데 세간에 나오는 음양술수체계의 이론은 근본과 맞지 않고, 자연의 이치와도 부합되지 않는 이론들이 엄청 많이 나오고 있다. 특히, 명리학(命理學)의 부분에서는 더욱 심하다. 어떠한 명리학 이론이든 모두 음양오행과 천간지지를 종(宗)으로 해서 만들어졌다. 한데 적용하는 법칙은 천차만별로써 서로 간에 맞지 않는 이론이 되다 보니, 서로를 무시하고 그건 틀린 이론이라고 상호 간에 지적하고 있다.

'왜, 이런 현상이 일어나는 걸까?' 하고 가만히 궁구해보니, 근본적으로 음양오행에 대한 이해 부족과 천간지지에 대한 기본적인 지식이 결여되어 일어난 현상이라고 본다. 천간지지에 대한 글자 하나하나에 대한 자의(字意)와 음양오행에 대한 지식이 잘 갖춰졌다면, 만법귀종(萬法歸宗)이라 자연의 이치에 부합되지 않은 틀린 이론은 가려낼 수 있는 혜안(慧眼)이 열리게 된다.

『황제내경(黃帝內經)』「소문(素問)」에 말하길 "상고지인(上古之人), 기지도자(其知道者), 법어음양(法於陰陽), 화어술수(和於術數)."라고 했다. 해석하자면, "옛날 도를 잘 아는 사람은 음양의 법칙에 근거를 두고 술수에 합한다."라고 했다. 다만 음양의 법칙을 근본으로 해야, 모든 이치가 다 통하게 되고 술수가 맞아 들어가게 된다. '수(數)'라고 하는 것이 '상(象)'을 근거로 해서 나왔기 때문에 맞아 들어가게 되어있다.

이러한 법칙(法則)을 깨닫게 되면, 시간과 공간이 변하면서 음양이 소장(消長)하며 움직여 가는 것을 잘 파악할 수 있고, 이것을 근거로 추단하여 미래를 예측할 수가 있게 되는 것이다. 모든 수(數)가 음양을 기초로 해서 만들어져 나왔으므로 시공(時空)의 변화를 잘 관찰해 그 규율을 잘 파악해 낼 수가 있다면, '명리', '기문둔갑', '풍수' 등 모든 술수학의 이론을 하나로 꿸 수가 있는 것이다. 우리가 '상(象)'이라고 말하는 것은 전부 다 음양소장의 변화에 따라 다르게 나타나는 것이다. 이런 연유로 상(象)에서 수(數)가 나온다고 말하지만, 기실은 '수(數)'가 '음양(陰陽)'을 기초해서 만들어진다고 하는 것이다.

제2장
선천수(先天數)와 천간(天干) 배대 방법

　선천수(先天數)를 천간(天干)에 배대(配對)해서 인체의 오장육부(五臟六腑)에 각기 짝한 것은 오장육부는 태어날 때 정해진 것이기 때문이다. 이런 연유로 선천수에 적용하고 천간(天干)에 배대한 것이다. '명리학(命理學)'에서는 천간(天干)을 '머리'로 보고 '생각', '사상', '지향'하는 것으로 봐서 정신적인 것으로 판단한다. 사주 명식의 천간 글자를 보고 십신(十神)을 적용해 명주(命主)의 성향을 읽어낸다. 한데 명리학을 강의하는 대부분 사람은 천간과 지지를 구분하지 않고, 두루뭉술하게 천간(天干)의 갑(甲)·을(乙) 지지(地支)의 인(寅)·묘(卯)는 모두 오행에서 목(木)에 해당한다고 하여 인체의 간(肝)에 배대해 버린다. 본인들의 입으로 천간(天干)은 정신작용이요, 지지(地支)는 실제 처해 있는 환경이나 상태를 나타낸다고 말하면서, 오행(五行)으로 목(木)에 속한다고 전부 간(肝)으로 배대시키고, 천간(天干)인 병(丙)·정(丁)과 지지(地支)인 사(巳)·오(午)도 오행(五行)으로 화(火)에 속한다고 하여 전부 심장에 배대시키는 것을, 종종 볼 수 있다. 전문적인 전통의학에 대한 지식이 없으면서도 그렇게 함부로 인체에 적용을 시키는 것은 무식한 까닭이기도 하고, 사람들을 잘못 인도해 건강을 해치는 결과를 오게 할 수도 있다. 매번 이러한 잘못된 강의를 들을 때마다 이러한 폐단을 없애줘야겠다는 생각을 하던 차에, 이 책을 쓰게 되어 퍽 다행이란 생각을 하게 된다.

우리의 오장육부는 선천으로 태어날 때 가져온 것이고, 살아가는 과정에서 시간과 공간이 바뀌면서 몸이 변화하고 성장함에 따라 주거 공간과 음식물의 섭취 등 환경이 변화한다. 이건 바로 후천적인 것으로 지지(地支)에 배대(配對)할 수가 있는 것이다. 그래서 천간(天干)은 선천적으로 타고난 오장육부를 말하고, 지지(地支)는 후천적으로 주거환경이나 음식물 섭취 여부에 따라 변화되는 오장육부의 환경 상태를 말한다. 오장(五臟)은 음(陰)이라 간(肝)·심장(心臟)·비장(脾臟)·폐(肺)·신장(腎臟)을 말하고, 육부(六腑)는 양(陽)이라 담(膽)·소장(小腸)·위(胃)·대장(大腸)·방광(膀胱)·삼초(三焦) 여섯을 말한다. 그러면 천간에서 오장육부를 배대하는 방법이 쉽게 되는 것이다. 음간(陰干)은 오장(五臟)에 배대하고, 양간(陽干)은 육부(六腑)에 배대하면 되는 것이다. 예들 들자면, 갑(甲)은 양간(陽干)이므로 육부(六腑)에서 목(木)의 오행에 속한 담(膽)이 되는 것이고, 을(乙)은 음간(陰干)으로 오장(五臟)에서 목(木)의 성질인 간(肝)을 배대하면 되는 것이다.

천간(天干)에서 오장육부를 배대한 표를 그려보면 이렇게 된다.

오행	목(木)		화(火)		토(土)		금(金)		수(水)	
음양	양	음	양	음	양	음	양	음	양	음
천간	갑 甲	을 乙	병 丙	정 丁	무 戊	기 己	경 庚	신 辛	임 壬	계 癸
오장 육부	담 膽	간 肝	소장 小腸 삼초 三焦	심장 心臟 심포 心包	위 胃	비 脾	대 장 大 腸	폐 肺	방광 膀胱	신장 腎臟

오행 및 음양과 천간 및 오장육부 배대표

이것을 수(數)로 표시하자면, 천간은 선천수에 배대해야 하므로 복희팔괘도에서 나오는 선천수를 사용하면 된다.

1 대장(大腸) 금⁺(金⁺)
2 폐(肺)   금⁻(金⁻)
3 심장(心臟)·소장(小腸)
           화 (火)
4 간(肝)   목⁻(木⁻)
5 담(膽)   목⁺(木⁺)
6 신장(腎臟)·방광(膀胱)
           수 (水)
7 위(胃)   토⁺(土⁺)
8 비장(脾臟) 토⁻(土⁻)

태(兌) 2	건(乾) 1	손(巽) 5
리(離) 3	중궁 (中宮)	감(坎) 6
진(震) 4	곤(坤) 8	간(艮) 7

≪선천수 및 오장육부와 복희팔괘도 배대표≫

팔괘에서 수(水)·화(火)인 이괘(離卦)와 감괘(坎卦) 이 두 괘만 음양으로 나누어져 있지 않고, 나머지는 다 음양 구분이 되어있다. 수(水)·화(火)도 뒤에 붙는 지지(地支)에 따라 음양이 구분될 수가 있다. 예를 들면 병화(丙火)든 정화(丁火)든 다 선천수 3으로 표기되지만, 뒤에 오는 지지(地支) 사(巳)·오(午)에 따라 병화(丙火)는 오화(午火)가 붙어 양(陽)을 나타내고, 정화(丁火)는 사화(巳火)가 붙어 음(陰)을 나타낸다.

한데, 명리학에서 자수(子水)와 해수(亥水), 사화(巳火)와 오화(午火)를 체(體)와 용(用)을 바꿔서 음양(陰陽)을 다르게 쓴다. 양(陽)인 자수(子水)를 음으로 쓰고 음(陰)인 해수(亥水)를 양으로 쓰고, 음인 사화(巳火)를 양으로 쓰고 양(陽)인 오화(午火)를 음으로 쓰는 것은 별개로 한다.

여기에서는 체(體)의 성질 그대로 자수(子水)를 양(陽), 해수(亥水)를 음(陰), 사화(巳火)를 음(陰), 오화(午火)를 양(陽)으로 사용한다. 지지(地支)는 해당 장부의 환경 상태를 나타내므로, 쉽게 장부의 상태를 알 수 있어 진단하기에 큰 도움이 된다.

천간(天干)과 선천수(先天數)를 배대한 것을 도표로 그려보면 이렇게 된다.

천간	갑甲	을乙	병丙	정丁	무戊	기己	경庚	신辛	임壬	계癸
선천수	5	4	3	3	7	8	1	2	6	6

≪천간(天干)과 선천수(先天數) 배대표≫

천간과 선천수 배대표를 보면, 이 수(數)가 그대로 복희팔괘도의 수에서 나온 것임을 확인할 수가 있다. 짝수는 음(陰)으로서 오장(五臟)에 배대하고, 홀수는 양(陽)으로서 육부(六腑)에 배대한 것을 알 수 있다.

한데 오장육부(五臟六腑)에 간장, 심장, 비장, 폐장, 신장 이 다섯 개의 장(臟)이 있는데, 부(腑)에서는 삼초(三焦)가 하나 더 있어 육부(六腑)라고 말한다. 삼초는 생명의 근원이면서 위기(衛氣)와 영혈(榮血)을 만드는 장소이다. 삼초라고 하는 것은 이름은 있지만, 실제의 형태는 없다. 12경락에서 수소양경(手少陽經)에 속하는데 삼초의 기는 인체 모든 기능의 근본이 된다. 이 삼초의 기를 조정하기 위해서 각 경맥에서는 경혈(經穴)과 원혈(原穴)이 존재해 있다. 그러면, 삼초의 기(氣)라고 하는 것은 무엇일까. 삼초의 기는 선천(先天)과 후천(後天)의 기(氣)가 합해진 것을 말한다.

선천의 기는 우리 인체를 유지 존속하게 하는 생명력을 말한다. 이 선천의 기는 출생하면서부터 명문(命門)에 머물러 있다고 한다. 이 '삼초의 기(氣)'로, 中焦(중초)인 비장과 위를 작용하게 하고 음식물을 소화 흡수하여 후천(後天)의 기(氣)인 위기(胃氣)를 만들어낸다. 이처럼 만들어진 기혈(氣血)은 상초(上焦)로 보내져 전신으로 수포(輸布) 되어 인체의 모든 작용을 하게 된다. 이렇게 선천의 기와 후천의 기가 합해져 인체의 활동(活動)이 일어나게 하는 힘을 '삼초의 기'라고 한다. 간은 담과 심장은 소장과 비장은 위장과, 폐는 대장과 신장은 방광과 안과 밖의 관계로 짝하여 있지만, 삼초는 상초·중초·하초로서 인체 전부를 유지 존속하게 하는 생명력과 관계된다. 삼초는 소장과 같이 오행으로 양화(陽火)

이므로 천간에서는 병화(丙火)로 배대하고 선천수 '3'을 사용한다.

이처럼, 천간(天干)을 선천수를 이용해 오장육부에 배대하면 쉽게 사용할 수가 있게 된다. 갑목(甲木)이든 을목(乙木)이든 지지(地支)의 인목(寅木)이든 묘목(卯木)이든 세세하게 나누지 않고, 두루뭉술하게 오행으로 목(木)이라 하여 전부 간(肝)으로 보는 어리석음은 범하지 말아야 할 일이다. 천간(天干)은 장부를 나타내고 지지(地支)는 해당 장부가 처해 있는 환경 내지는 상황이라고 보면, 아주 명확하게 이해가 될 것이다.

"순천자(順天者)는 창(昌)하고 역천자(逆天者)는 망(亡)."이라 했다. 여기에서 말하는 '천(天)'은 바로 천지우주의 운행하는 규율, 곧 '자연의 이치'라고 말할 수 있다. "자연의 이치에 부합되게 삶을 살아간다면 창성(昌盛)하고, 자연의 이치에 어긋난 삶을 살아간다면 망(亡)한다."라는 뜻이다.

천간(天干)과 지지(地支)는 기(氣)의 형태를 문자화(文字化)시켜 놓은 것이라고 보면 된다. 그래서 천간지지(天干地支)의 명식(命式)을 가지고, 대운을 참조해보고 운세를 풀어내는 것이 '명리학(命理學)'이라고 한다. 여덟 글자의 명식(命式)을 흘러가는 행운(行運)에 배대해보면, 그 기세(氣勢)를 알아 해독(解讀)해 낼 수가 있음이라. 이런 연유로 명리학을 기(氣)의 학문이라 해도 과언이 아니라 할 수 있다. 명식(命式)에 나오는 그 사람의 천간을 살펴보면, 이 명주(命主)는 어떤 성향의 사람이고 어떤 생각과 사상을 가지고 있는 사람인가 하는 것이 나타나고, 또한 지지(地支)를 보면 지금 어떠한 상황과 환경에 처해 있는가를 분별해 낼 수가 있다. 이는 천간과 지지가 기(氣)의 형태를 문자화했기 때문에, 기세를 살펴보는 12운성(十二運星)을 배대해보면 확연히 나타나는 것이다.

한데, 이 12운성의 이론체계도 무토(戊土)를 뺀 양간인 갑(甲)·병(丙)·경(庚)·임(壬)은 자연의 법칙에 부합이 되는 이론이지만, 화토동법(火土同法)이란 이론과 음간(陰干)인 을(乙)·정(丁)·기(己)·신(辛)·계(癸)는 자연의 이치에 전혀 부합이 안 되는 잘못된 이론이라고 볼 수 있다. 명식(命式)에 나오는 여덟 글자로 그리고 행운(行運)을 적용해서 운세(運勢)를 파악해 내려면, 무엇보다 정확한 눈금의 자가 있어야만 가능하다. 만약 적용하는 이론의 체계가 틀렸다면 정확하지 않은 자를 가지고 재는 것과 같은 것이 된다. 그래서 12운성의 음간(陰干)에 대한 이론이 자연의 이치와 부합되지 않는 것과 화토동법(火土同法)의 이론은 다시 궁구해서 바로 잡아야 할 필요가 있다고 본다.

제3장
후천수(後天數)와 지지(地支) 배대 방법

'간결하면서도 쉽게 병의 원인을 알게 하고 인체에 들어온 사기(邪氣)를 정화(淨化)해서 몸을 건강하게 유지하는 방법이 없을까?' 하고 궁구하던 중 알아낸 것이, 바로 후천수와 지지(地支)를 배대해 놓은 방법이다. 후천수는 문왕팔괘도에서 따온 것인데 중궁수(中宮數) 5(五)를 빼고 서로 대(對)가 되는 궁(宮)을 합하면 10수(數)가 된다. 중궁(中宮)은 본신의 수(數) 5를 더하면 역시 10수(數)가 되는 걸 알 수가 있다. 후천수는 10수(數)가 태극수(太極數)가 되므로 이 수(數)를 수련에 사용하게 된 것이다.

앞의 글에서 소개했듯이 후천수는 지지(地支)에 배대해서 사용한다고 했다. 명리학(命理學)에서 천간(天干)은 그 사람의 생각, 사상 또는 지향하는 것 등 정신적인 영역을 내포하고, 지지(地支)는 처해 있는 환경이나 상황 등으로 나타낸다고 했다. 이런 연유로 천간(天干)은 선천으로부터 타고난 육신의 오장육부를 배대했고, 지지(地支)는 현재 몸이 처해 있는 환경이나 상황을 나타내기에 오장육부가 놓여있는 환경이나 상황을 표시하는 것으로 후천수에다 배대한 것이다.

지지(地支)에서도 음양오행으로 나누어서 음(陰)의 지지(地支) 6개 양(陽)의 지지(地支) 6개로 구분할 수 있다. 자(子)·인(寅)·진(辰)·오(午)·신(申)·술(戌)은 '양(陽)'이 되고, 축(丑)·묘(卯)·사(巳)·미(未)·유(酉)·해(亥)는 '음(陰)'이 된다. 명리(命理)에서 자(子)와 해(亥), 사(巳)와 오(午)를, 체(體)와 용(用)을 바꾸어서 양(陽)인 자수(子水)를 음(陰), 음(陰)인 해수(亥水)를 양(陽)으로 사용하고, 음(陰)인 사화(巳火)를 양(陽)으로, 양(陽)인 오화(午火)를 음(陰)으로 사용하는 것과는 다르다. 수(水)·화(火)·목(木)·금(金)·토(土) 오행마다 음(陰)과 양(陽)을 구분할 수 있어 오장육부(五臟六腑)의 환경과 상태를 다 추단(推斷)해 낼 수가 있는 것이다.

명리(命理)에서 간명(看命)을 할 때 보면, 천간(天干)은 사상(思想)이나 생각, 추구하는 성향 등으로 보고, 지지(地支)는 현재 처해 있는 상황이나 환경을 나타내는 것으로 판단한다. 이러한 도리를 인체의 건강 상태나 질병을 진단하고 예측하는 데 잘만 활용하면 아주 간결하고 좋은 진단법이 될 수 있는 것이다. 천간(天干)은 선천으로부터 타고 난 오장육부로 선천수(先天數)를 적용해서 음간(陰干)은 오장(五臟)을 나타내고, 양간(陽干)은 육부(六腑)를 나타내는 것으로 분류한 것이다. 후천수(後天數)를 지지(地支)에 배대(配對)한 것은 지지(地支)가 처해 있는 환경이나 상황을 나타낸 것이기 때문이다.

12지지(十二地支) 가운데 자(子)·인(寅)·진(辰)·오(午)·신(申)·술(戌)은 '양(陽)'에 속하고, 축(丑)·묘(卯)·사(巳)·미(未)·유(酉)·해(亥)는 '음(陰)'에 속한다. 이러한 연유로 천간(天干)과 지

지(地支)를 배대(配對)할 때, 양(陽)은 양끼리 음(陰)은 음끼리 이루어지기 때문에 육십갑자(六十甲子)가 지금과 같이 된 것이다.

후천수를 지지(地支)에 배대하여 살펴보면 병(病)을 진단할 방법이 생긴다. 자연의 이치에 따라 1·6수(水)는 한(寒)이 되고, 2·7화(火)는 열(熱)이 되고, 3·8목(木)은 풍(風)과 혈(血), 4·9금(金)은 조(燥)와 기(氣)가 된다. 5·10토(土)는 다른 지지(地支)보다 두 개가 더 많다. 진(辰)·술(戌)·축(丑)·미(未) 네 개의 토(土)는 사계절의 환절기에 속한다. 그래서 자연의 이치에 따라 보면, 진토(辰土)는 봄의 끝자락으로 습(濕)에 속하고, 여름의 끝자락인 미토(未土)는 습열(濕熱)에 속하고, 술토(戌土)는 가을의 끝자락으로 조(燥)에 속한다. 축토(丑土)는 겨울의 끝자락으로 한습(寒濕)에 속한다. 이렇게 분류한 것을 병증(病症)을 진단하는 데 이용하면 간단하게 병(病)을 명확하게 진단할 수가 있다.

오행(五行)	수(水)	화(火)	목(木)	금(金)	토(土)	
지지(地支)	子·亥 (자·해)	巳·午 (사·오)	寅·卯 (인·묘)	酉·申 (유·신)	辰·戌 (진·술)	丑·未 (축·미)
용수(用數)	1·6	2·7	3·8	4·9	5·5	10·10
육기(六氣)	寒(한)	熱·火(열·화)	血分·風虛·裏(혈분·풍·허·리) 寅 / 血分·風實·裏(혈분·풍·실·리) 卯	氣分·燥冷·虛·表(기분·조랭·허·표) 酉 / 氣分·實·表(기분·실·표) 申	濕(습) 辰 / 燥熱(조열) 戌 / 寒濕(한습) 丑 / 濕熱(습열) 未	

≪오행과 지지 그리고 용수와 육기 배대표≫

이러한 배대(配對) 방법에 따라 병증의 예를 하나 들어서 설명해보겠다.

 만약에 간한(肝寒)일 때 어떤 수(數)를 적용할까? 선천수에서 간(肝)은 '4수(數)'이므로 태극수(太極數)인 9수(數)를 만들려면 5가 필요하므로 '45'가 된다. 간(肝)의 현재 환경이 한증(寒症)이므로 해수(亥水)인 '6'이 사용되어야 하고, 후천수의 태극수를 만들려면 10수(數)가 되기 위해 4를 가져와서 '64'를 사용한다. 그러면 '4564'란 수(數)를 얻게 된다. 이 수(數)를 상생과 상극(相剋)하는 이치에 따라 수련표를 작성해서 고요히 정좌하여 수(數)를 염(念)하면, 신체에 침입한 사기를 정화할 수 있게 된다.

 이러한 방법으로 정화하게 되면, 약을 음용해서 치료하는 것보다는 훨씬 좋은 게 있다. 부작용이 전혀 없다는 것이다.

제4장
수(數)를 잘 활용하면 모든 병(病)을 치료할 수 있다

　선천수(先天數)와 후천수(後天數)를 잘 활용하면 모든 병을 치료할 수가 있고, 모든 일에 임(臨)함에 있어서도 수(數)의 기운을 잘 활용하면 일을 원만하게 성취할 수도 있게 된다. 왜냐하면, 우리 동방(東方)에서 사용된 수(數)는 여태껏 서방문화의 영향을 받아서 익혀온 수(數)의 개념들과는 확연한 차이가 난다. 서방의 피타고라스 수리와는 차원이 다른 수(數)이기 때문이다. 예부터 사용되어 온 동방의 수(數)에는 음양오행의 이론이 기본으로 깔려 있기 때문이다. 예를 들자면, 1+2 = 3이다. 이건 그냥 단순한 서양의 수리(數理)이다. 허나, 우리 동방(東方)에선 '1'을 오행 가운데 수(水)로 보고 '2'라는 수(數)는 오행 가운데 화(火)로 본다. 또한, '1'의 숫자는 홀수이므로 양(陽)에 속한다. 그러므로 보는 순간 수양(水陽)이란 걸 알 수 있고 '2'란 숫자를 보는 순간 짝수는 음(陰)이므로 화음(火陰)이란 걸 알 수 있다. 이러한 도리를 알고 있으니, 양수(陽水)와 음화(陰火)가 합해진 것을 알게 되는 것이다.

수(數)에는 선천수(先天數)와 후천수(後天數)가 구별되어 있다. 후대(後代)에 내려올수록 후천수만 쓰게 된 나머지 선천수의 활용법이 거의 없어져 술수(術數)의 용법(用法)이 쇠퇴하였다고 본다. 후천수에서 1·6수(水)는 북방(北方)에 해당하므로 방위를 알 수 있고, 오장육부에 배대하면 신장과 방광이 되는 것이다. 2·7이란 숫자는 오행으로 화(火)에 속하고, 방위(方位)는 남쪽에 해당하고, 인체의 장부(臟腑)에 배대하면 심장과 소장이 된다. 여기에서 색깔로 분류하면, 수(水)는 검은색이 되고 화(火)는 붉은색이 된다. 오미(五味)로 분류하면, 수(水)는 짠맛이 되고 화(火)는 쓴맛이 된다.

이렇게 수(數)에서는 무한하게 여러 가지의 일을 음양오행에 따라 분류해 낼 수가 있는 것이다. 이러한 연유로 예부터 서방사회보다 동방(東方)의 정신문명이 훨씬 앞서 있었다. 한데 이러한 좋은 기초 이론이 바탕에 갖추어져 있는데도, '왜 서방보다 물질적으로 빈곤했고 국력은 약해 항상 침략을 당해 왔는가?'를 곰곰이 추단(推斷)을 해 보니, 바로 선천수와 후천수를 분별해서 활용할 줄 몰랐기 때문이고, 조선조의 폐단인 공리공론(空理空論)만 일삼았지 실제 행동이 뒷받침하는 실사구시(實事求是)의 정신(精神)이 없었다.

예를 들자면, 이런 얘기가 전해 온다.

옛날 어느 선비가 책을 보고 있는데 머슴이 와서 말하길, "어르신 제가 읍내에 뭘 좀 사러 나갈 테니, 그동안 논에 물을 대는 것을 잘 좀 봐주세요." 하고 나갔다. 주인 되는 선비는 논에 나가 물이 잘 들어오는가 살펴봤다. 한데 한쪽 모퉁이가 터져 물이 새어 나가고 있는 게 아닌가. 급하게 삽을 가지고 터진 데를 흙을 떠서 막아 보았지만 아무리 막아봐도 계속 터져 나가 물이 새어 나가니, 할 수 없이 읍내 나간 머슴이 돌아올 때를 기다렸다.

머슴이 돌아오자 선비는 대뜸 하는 소리가 "지금 논두렁이 무너져 물이 새어 나가니 혼자서는 어림없고 몇 사람 더 불러서 터진 논두렁을 메꾸러 가자."라고 하니 머슴이 "그냥 한번 가 봅시다."라고 하여 선비도 따라갔다. 논에 도착한 머슴이 '씨익' 하고 한 번 웃더니 삽으로 흙을 떠서 안쪽으로 몇 번 메꾸니 간단하게 물이 새는 것을 바로 막아놓은 게 아닌가. 이를 본 선비는 신통하기도 하고 겸연쩍기도 한 마음에 잠깐 아무 말도 못 하고 체면이 서지 않아 머쓱하게 있었다.

이에 머슴은 주인에게 말하길, "주인님은 어떻게 막았는데 물길이 새는 것을 막지 못하고 몇 사람이 와야 한다고 했습니까?"라고 하니 "나는 논두렁 밖을 흙으로 메꾸니 계속 터져 나가 그렇게 된 것이다."라고 했다. "그럼 주인님 이걸 문자로 한 번 표현해 보십시오." 하고 말하니, 선비는 곧바로 '방기원(防其源)'[6]이라고 했다. 그 근원을 막는다는 소리다.

이렇듯 이치를 알아도 실천을 해 보지 않으면 확실히 자기 것

---

6) 색기원(塞其源)이라고도 한다.

으로 만들어 자유자재로 쓸 수가 없는 것이다. 예부터 이렇듯 좋은 학문이 전해져 내려왔지만 어리석은 후손들이 그걸 알지 못하고 서방의 얕은 지식을 익혀서는 그걸 자랑이라고 떠들고 다닌다. 몇 마디 영어를 섞지 않으면 지식인이 될 수 없는 것처럼 어디에나 영어투성이가 되어있다. '어리석다'라고 하는 것은 '우리의 얼이 썩었다.'라는 것이다. 이 썩어버린 얼을 도려내고 다시 기본으로 음양오행의 이론을 깊이 깨달아 모든 일에 임하여 선천수와 후천수를 조화롭고 적절하게 이용한다면 만사에 막힘이 없을 거라고 본다.

여태껏 수(數)를 활용함에 있어서 후천수(後天數)로만 대부분 쓰여 왔다. 선천수와 후천수를 함께 자유자재로 쓸 수 있어야만 완전하게 수(數)를 부릴 수가 있게 된다. 수(數)를 막힘없이 부릴 수가 있어야만 술수(術數)가 되는 것이다. 이러한 술수를 능통하게 부릴 수가 있다면 자연의 이치에 부합된 삶을 살 수 있고, "반선천(返先天) 하려면, 방선천(倣先天)하라(선천으로 돌아가고자 하면 선천을 본받아라)."라는 비밀스러운 뜻에서 참으로 방선천(倣先天)하는 방법을 찾아서 수련하여, 선천에서 후천으로 떨어져 있는 것을 역(逆)으로 돌려 후천에서 선천으로 돌아가게 하면 되는 것이다.

지금 이곳에서 소개하는 선천수와 후천수를 이용해서 하는 수련법은 대도(大道)에 계합하는 삶을 살아가게 할 수 있는 것과 동시에, 질 좋은 건강한 삶을 살 수 있도록 도와줄 것이다. 이것이 바로 진정한 성명쌍수(性命雙修)의 공부라고 확언할 수가 있다.

음양오행에 맞게 고유의 수(數)를 염(念)해서 인체에 침입한 사기(邪氣)를 몰아내어 몸을 깨끗이 정화(淨化)하고 난 후 무극(無極) 수인을 잡고 고요히 앉아 있으면, 남아 있던 일렁거리던 기운마저 잠잠해지고 우주와 내가 일체가 되어 내가 없어지는 경계를 바로 맛볼 수 있을 것이다. 이게 바로 석가(釋迦) 늙은이의 도(道)와 다르지 않음이며, 태상노군(太上老君)의 도(道)와도 일맥상통하는 법이 아니겠는가.

제4부

전통의학 병증에 대한 기의학적 접근

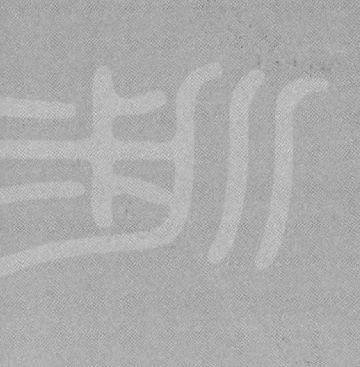

제1장
맥진법(脈診法)의 소개

이 장에서는 자가진단을 하는데 참조를 할 수 있는 맥진법(脈診法)을 소개하고자 한다.

인체의 구조는 다섯 층의 부분으로 나눌 수 있다. 피(皮)·육(肉)·맥(脈)·근(筋)·골(骨)이다. 이 다섯 부분을 오장(五臟)으로 배대하자면 피부는 폐(肺), 살 부분인 육(肉)은 비장(脾臟), 혈맥(血脈)은 심장(心臟), 근육은 간(肝), 뼈 부분인 골(骨)은 신장(腎臟)으로 배대된다. 일체의 맥은 완맥(緩脈)[7]으로 중(中)을 한다. 다섯 부분을 예로 맥을 잡을 때 손가락이 금방 피부에 접촉했을 때 맥이 곧 나타나지만, 완맥(緩脈)이 아니면 폐(肺)에 병증(病症)이 있다는 현상이다. 이걸 다시 확증하기 위해 오른손 촌맥(寸

---

[7] 맥진(脈診)하기 위해 부위를 누르면 부드러우면서 빠르지도 늦지도 않은 정상적인 맥이다. 한 호흡(呼吸) 사이에 맥이 4번 뛰는 데 매우 규칙적이다. 병중(病中)에 이러한 맥이 잡히면 병이 호전되고 원기(元氣)가 회복되는 징조다.

脈)을 잡아서 폐의 병이 있나를 확인한다. 말하자면 인증(印證)을 하는 것이다. 다시 세 손가락은 기육(肌肉) 부분, 즉 살 부분을 눌렀을 때 완맥(緩脈)이 아니면 비장(脾臟)에 이상이 있다는 증거다. 다시 삼부맥을 잡는다. 오른손 관맥(關脈)이 곧 비장(脾臟)의 맥에 해당한다. 다시 또 세 손가락에 기육을 진단할 때 보다 힘을 더 주어 맥관(脈管)을 진맥해서 완맥(緩脈)이 아니면 심장에 이상이 있다는 뜻이므로, 삼부맥에서 왼손 촌맥(寸脈)이 심장의 맥이므로 이곳을 진맥해서 확실한가를 인증(印證)한다. 이렇게 피(皮)·육(肉)·맥(脈)·근(筋)·골(骨) 다섯 층을 먼저 완맥(緩脈)인가 아닌가를 진맥하고 난 뒤에 소개되는 삼부맥을 진맥하면 병을 진찰함이 더욱 명확해진다.

그럼 이어서 삼부맥(三部脈)을 소개해보겠다.

오른손, 왼손의 촌(寸)·관(關)·척(尺) 세 부위를 배대하면 오장육부가 되고, 삼부(三部)는 부(浮)·중(中)·침(沉)으로 맥을 잡을 때 눌리는 강도에 따라 나눈 것이다. 촌·관·척 삼부에 각기 맥(脈)을 잡을 때, 부(浮)는 살짝 표면에 올려서 잡고 중(中)은 조금 더 눌려서 잡고 침(沉)은 중(中)보다 더 눌러서 맥진(脈診)한다.

이렇게 하면 삼삼은 구로 삼부구후(三部九候)라고 한다. 부(浮)는 양(陽)이고 침(沉)은 음(陰)이며 그 가운데 중(中)은 위기(胃氣)가 된다. 삼부(三部)는 위기(胃氣)를 근본으로 한다.

왼손 촌맥(寸脈)은 심장·소장의 맥
    관맥(關脈)은 간·담의 맥

척맥(尺脈)은 신장·방광의 맥

　오른손 촌맥(寸脈)은 폐(肺)·대장(大腸)의 맥
　　　 관맥(關脈)은 비(脾)·위장(胃腸)의 맥
　　　 척맥(尺脈)은 명문(命門)·삼초(三焦)의 맥

　이러한 맥법(脈法)은 진대(晉代)의 왕숙화(王叔和)가 『맥경(脈經)』을 편찬한 이래로 여러 사람의 맥법(脈法)이 쏟아져 나왔다. 이시진(李時珍)의 『빈호맥학(瀕湖脈學)』, 최희언(崔喜彦)의 『맥결(脈訣)』 및 『삼지선맥법(三指禪脈法)』 등과 『황제내경(黃帝內經)』과 『난경(難經)』에서 정화(精華)들만 뽑아서 청대(淸代)의 진수원(陳修圓) 선생은 『팔강맥(八綱脈)』으로 귀납(歸納)시켜서 일체의 맥상(脈象)과 방법들을 총결(總結)해 놓았다.
　『팔강맥(八綱脈)』은 부(浮), 침(沉), 지(遲), 삭(數), 허(虛), 실(實), 대(大), 완(緩) 여덟 종류의 맥상인데 이것을 통해 표리(表裏)와 한열(寒熱), 성쇠(盛衰)와 진퇴(進退) 등을 판단하는 척도가 되어 사용하기 간결한 맥법(脈法)이라 할 수 있다.

　부침분표리(浮沉分表裏)
　지삭정한열(遲數定寒熱)
　허실판성쇠(虛實判盛衰)
　대완변진퇴(大緩辨進退)

부맥(浮脈)과 침맥(沉脈)은 밖인 '표(表)'와 속인 '리(裏)'를 구분하고, 맥이 느린 지맥(遲脈)과 빠른 삭맥(數脈)으로 한증(寒症)이냐 열증(熱症)인가를 정할 수 있다. 허맥(虛脈)·실맥(實脈)으로 병증(病症)이 왕성(旺盛)한가 쇠퇴(衰退)하는가를 판단할 수 있고, 대맥(大脈)과 완맥(緩脈)으로 병이 악화하는가 아니면 호전이 되는가를 가릴 수 있다.

기의학(氣醫學)에서도 이와 같은 맥진법은 병(病)을 진단함에 있어 보조수단으로 유용하게 쓸 수가 있다. 하지만, 공부의 단계가 올라가서 천목으로 기(氣)를 보는 단계가 되면 이와 같은 보조수단은 필요가 없게 된다.

제2장
외인(外因)으로 인한 병증(病症)의 이해

'기의학(氣醫學)에 입문해서 수련하시는 회원님들이 어떻게 하면 병증(病症)에 있어 선천수와 후천수를 쉽게 적용을 할 수 있을까?' 궁구하던 중, 「소문(素問)」「지진요대론(至眞要大論)」편에 나오는 내용 중 병기(病機) 십구조문(十九條文)이 생각났다. '병인(病因)을 다룬 이 조문(條文)을 하나하나 설명해 나가다 보면 병인(病因)에 대한 이해가 생기게 되고, 또한 선천수와 후천수를 잘 활용할 수가 있는 교재가 될 수 있겠다.'라고 확신을 하게 되었다.

「소문(素問)」「지진요대론(至眞要大論)」편에, "부백병지생야(夫百病之生也), 개생어풍한서습조화(皆生於風寒暑濕燥火), 이지화지변야(以之化之變也)." 즉, "모든 병이 생기는 까닭은 풍(風)·한(寒)·서(暑)·습(濕)·조(燥)·화(火) 육기(六氣)의 기화(氣化)와 변화(變化)로 발생하는 것이다."라고 했다. 그래서 황제(黃帝)가 병이 생기는 원인을 기백에게 자세히 물은 내용이 병기(病機) 십구조문(十九條文)으로 전해져온다. 그 내용은 다음과 같다.

1. 제풍도현, 개속어간(諸風掉眩, 皆屬於肝)

풍병(風病)은 흔들리고 요동(搖動)하며 어지러운 증세를 말하는 것으로, 병의 부위가 간(肝)에 속한다.

2. 제한수인, 개속어신(諸寒收引, 皆屬於腎)

한병(寒病)은 몸이 수축하여 구부러지고, 당겨지는 증상(症狀)을 말하는데, 병의 원인은 신장(腎臟)에 있다.

3. 제기분울, 개속어폐(諸氣臏鬱, 皆屬於肺)

기병(氣病)은 가슴이 그득하고 답답한 병증으로, 병의 원인은 폐(肺)에 속한다.

4. 제습종만, 개속어비(諸濕腫滿, 皆屬於脾)

습병(濕病)은 수종(水腫)과 복부(腹部)가 팽만하고 운화(運化)가 되지 않는 증상으로, 병의 원인은 비장(脾臟)에 속한다.

5. 제열무계, 개속어화(諸熱瞀瘛, 皆屬於火)

열병(熱病)은 정신이 혼몽하고 답답한 경련 등의 병증으로, 병인(病因)이 화(火)에 속한다.

6. 제통양창, 개속어심(諸痛痒瘡, 皆屬於心)

동통(疼痛)과 가려움증, 종기나 부스럼 등의 병증은, 병인(病因)이 심장(心臟)에 있다.

7. 제위천구, 개속어상(諸痿喘嘔, 皆屬於上)

위병(萎病)으로 천식, 구토 등이 일어나는 병증의 병의 원인은 상초(上焦)에 속한다.

8. 제궐고설, 개속어하(諸厥固泄, 皆屬於下)

배출하는 대·소변이 변비나 설사(泄瀉) 등이 일어나는 것은 병인(病因)이 하초(下焦)에 있다.

9. 제금고율, 여상신수, 개속어화(諸禁鼓慄, 如喪神守, 皆屬於火)

입을 굳게 다물고 전율하며 정신불안 등의 병증이 있는 병인(病因)은, 화(火)에 속한다.

10. 제경항강, 개속어습(諸痙項强, 皆屬於濕)

근육이 경직되고 경추나 목 등이 부드럽지 못하고 굳은 병증은, 병의 원인이 습(濕)에 속한다.

11. 제역충상, 개속어화(諸逆衝上, 皆屬於火)

기운이 역(逆)으로 거슬러 올라와 상충(上衝)하는 것은, 병인(病因)이 화(火)에 있다.

12. 제창복대, 개속어열(諸脹腹大, 皆屬於熱)

복부가 팽만해 가득 찬 듯하고, 커져 있는 것(腹大) 등은, 병인

(病因)이 모두 열(熱)에 속한다.

13. 제조광월, 개속어화(諸躁狂越, 皆屬於火)

　마음이 조급하게 움직이면서 불안해하고 발광(發狂)하며 망동하는 병증은, 병인(病因)이 모두 화(火)에 속한다.

14. 제포강직, 개속어풍(諸暴强直, 皆屬於風)

　인체(人體)가 갑자기 뻣뻣하게 강직(强直)되는 병증은, 병의 원인이 모두 풍(風)에 속한다.

15. 제병유성, 고지여고, 개속어열(諸病有聲, 鼓之如鼓, 皆屬於熱)

　복부(腹部)에서 소리가 나면서 배를 두드리면 마치 북 치는 소리가 나는 듯한 병증은, 병의 원인이 열(熱)에 속한다.

16. 제병부종, 동산경해, 개속어화(諸病胕腫, 疼酸驚駭, 皆屬於火)

　다리가 붓고 극렬하게 아프면서 자다가 놀라 깨어나기도 하고 안정을 취하지 못하는 병증은, 병의 원인이 화(火)에 속한다.

17. 제전반려, 수액혼탁, 개속어열(諸轉反戾, 水液混濁, 皆屬於熱)

　근맥(筋脈)이 굳고 오그라져 지체(肢體)가 유연하지 못해 동작이 자유롭지 못하고 배출하는 수액(水液)이 혼탁한 병증은, 병의 원인이 열(熱)에 있다.

18. 제구토산, 폭주하박, 개속어열(諸嘔吐散, 暴注下迫, 皆屬於熱)
 구토(嘔吐)하면서 신물(酸水-산수)을 올리고 급하게 설사를 하고 일을 보고 나서도 뒤가 묵직하고 불편한 병증은, 병의 원인이 모두 열(熱)에 속한다.

19. 제병수액, 징철청랭, 개속어한(諸病水液, 澄澈淸冷, 皆屬於寒)
 배출하는 수액(水液)이 맑으면서 차가운 병증은, 모두 한(寒)에 속한다.
 이상 십구조문(十九條文)으로 병인(病因)을 분류해 놓았는데 앞서 언급한 대로 질병의 발생 원인은 모두 풍(風)·한(寒)·서(暑)·습(濕)·조(燥)·화(火) 육기(六氣)를 벗어나지 않는다.
 후대로 와서 유하간(劉河間) 선생이 육기(六氣) 가운데 조(燥)에 관한 내용이 없어 탈간(脫簡)된 것으로 보고, '제삽고학(諸澁枯涸), 건경군게(乾勁皸揭), 개속어조(皆屬於燥)'라는 조문(條文)을 보충해서 이십조문(二十條文)이 되었다.
 20조문(條文) 또한 풍(風)·한(寒)·서(暑)·습(濕)·조(燥)·화(火)의 육기(六氣)를 벗어나지 않는다. 달리 말하자면, 천지자연의 환경과 기후 변화에 따라 인체가 영향을 받고 그에 따라 만약 음양을 실조(失調)하게 되면 질병을 일으키게 된다. 이러한 것을 관찰하고 이치를 궁구한 나머지, 60갑자(甲子)에서 지지(地支)를 육기(六氣)에 배대(配對)해서 임상을 해 보았다.

처음엔 오운육기(五運六氣)로써,

사해(巳亥) 궐음풍목(厥陰風木)

자오(子午) 소음군화(少陰君火)

인신(寅申) 소양상화(少陽相火)

축미(丑未) 태음습토(太陰濕土)

묘유(卯酉) 양명조금(陽明燥金)

진술(辰戌) 태양한수(太陽寒水)

육기를 가지고 실험을 했다. 하지만 좋은 효과를 보지 못했는데 오운육기(五運六氣)로 합(合)을 하지 않고, 육십갑자(六十甲子)의 천간(天干)을 선천수(先天數)에 배대하고 지지(地支)를 후천수에 배대해서 하나하나 분별(分別)해서 수(數)를 환원시켜 인체에 들어온 사기(邪氣)를 정화(淨化)시켰더니, 놀라운 효과를 발휘했다.

이렇게 해서 창안해낸 나의 '기의학(氣醫學)'을 기존에 있는 전통의학(傳統醫學)에다 접목을 시켜 놓으면, 우리 회원님들이 사기(邪氣)를 분류해서 몸을 정화(淨化)하는 것이, 더 쉬울 것으로 생각했다. 조금 어렵고 재미없는 내용이지만 몇 번이고 반복해서 읽고, 내용이 익숙해지면 병증(病症)에 맞게 사기(邪氣)를 분류해낼 수 있는 능력이 생길 것이다.

조문(條文)의 내용 역시 살펴 가다 보면 병인(病因)에 대한 지식이 증장하게 되고, 이에 따라 선천수와 후천수를 어떻게 사용할까 하는 것에 관한 해답이 나올 것으로 생각한다. 몇 번이고 암송하다시피 이 조문(條文)에 익숙해지고 개념이 생기면 선천수와 후천수를 활용함에 장애가 없으리라 본다. 이런 연후에 일상에서 일어나는 일과 바라는 일의 성취를 위해 수(數)를 활용할 수 있는 내공(內功)이 생기게 되는 것이다.

1. 제풍도현, 개속어간(諸風掉眩, 皆屬於肝)

무릇, '풍병(風病)'은 몸을 떨면서 요동(搖動)하고 현훈(眩暈)하는 증상(症狀)을 말하는데, 이는 모두 '간(肝)'에 속한다.

'도(掉)'자는 자전(字典)을 보면 '흔들 도', '흔들릴 도'(요동함)로 나온다. 이곳에서의 뜻은 머리 부위, 또는 사지(四肢)가 흔들리고 기육(肌肉)이 떨리는 증상을 말한다. '현(眩)'은 '현훈(眩暈)'을 말한다. 눈앞이 흔들리며 어지러운 것과 머리가 무겁고 맑지 못하고, 뇌진탕과 같은 느낌이 있으면서 흔들리는 느낌을 말한다. 이러한 병증(病症)은 모두 풍병(風病)에 해당하므로 인체 경락(經絡)에 배대했을 때, 간경(肝經)과 담경(膽經)에 속한다. 간장혈(肝臟血), 간주근(肝主筋)이므로 풍(風)을 치료하려면 먼저 '혈(血)'을 치료해야 한다.

이런 연유로 풍병(風病)에서는 간(肝)이 신체의 모든 근막(筋膜)을 주관하므로, 간장(肝臟)이 음혈(陰血)이 부족하여 근막을 자양(滋養)하지 못하면 근막(筋膜)이 오그라들고 도현(掉眩)이 일어난다. 「소문(素問)」「음양응상대론(陰陽應象大論)」에 '풍승즉동(風勝則動)'이란 내용이 있다. 이런 까닭으로 '도현(掉眩)'하는 이런 종류의 병증(病症)은 모두 '풍병(風病)'에 속한다고 한 것이다. 평소에 간음(肝陰)이 부족하거나 간양상항(肝陽上亢)[8] 한 숙질(宿疾)이 있는데 정신적인 충격이나 스트레스를 받으면, 이것이 풍병(風病)으로 오는 것이 용이하다. 이럴 때는 진간식풍탕(鎭肝熄風湯)이나 천마구등음(天麻鉤藤飮)을 사용한다. 만약 간혈(肝血)이 허(虛)해서 혈허생풍(血虛生風)이 되었다면, 사물탕(四物湯)을 가감하거나 해서 간혈(肝血)을 보(輔)해주면 치료가 된다. 한데 임상에서는 기허(氣虛)에서도 현훈(眩暈)이 오는 것을 흔히 볼 수가 있다.

「영추(靈樞)」「구문(口問)」편에 "상기부족(上氣不足), 뇌위지불만(腦爲之不滿), 이위지고명(耳爲之苦鳴), 두위지고경(頭爲之苦傾), 목위지현(目爲之眩)." 즉, "상체(上體)의 정기(正氣)가 부족하면, 뇌수(腦髓)가 가득 차지 않아 공허(空虛)하고, 이로 인해 이명(耳鳴)이 나타나고 머리 부위는 어지러워 자꾸만 넘어지려 하고 눈앞이 캄캄해지거나 어지럽다."라고 했다. 이러한 증상(症狀)은 기허(氣虛)에서 오는 병증(病症)이다. 이럴 때는 익기승양(益氣昇陽) 하는 방법으로 치료한다. 또한, 신정(腎精)이 허(虛)해서 정불화수(精不化髓), 수해불만(髓海不滿)의 현훈(眩暈) 하는 증상도 있다. 이럴 때는 좌귀환(左歸丸)을 가감해 쓴다. 숙지황(熟地黃),

---

8) 간음(肝陰)이 허(虛)해지니 상대적으로 간양(肝陽)이 극왕(極旺)해진 것을 말한다.

산약(山藥), 산수유(山茱萸), 우슬(牛膝), 녹각교(鹿角膠), 귀판교(龜板膠), 토사자(菟絲子) 등으로 조성된 방제를 쓰면 된다. 진음부족(眞陰不足), 두목현훈(頭目眩暈), 유정활설(遺精滑泄), 자한도한(自汗盜汗) 등을 치료한다.

기의학(氣醫學)에서는 풍병으로 인한 현훈(眩暈)이 일어나면 육십갑자 중 을묘(乙卯)를 사용하고, 양증(陽症)일 때는 갑인(甲寅)을 사용한다. 을묘를 수(數)로 환원하면 '4582'가 되고 갑인(甲寅)을 수(數)로 환원하면 '5437'이 된다. 그리고 상초(上焦)의 기운이 허(虛)해서 현훈(眩暈)이 있으면, 비장(脾臟)에서 원인을 찾아 운화(運化)에 문제가 있다고 보고 기유(己酉)를 사용하면 된다. 수(數)로 환원하면 '8146'이 된다. 또한 신음(腎陰)의 부족으로 인한 현훈(眩暈)의 증상(症狀)에는 계유(癸酉)를 사용한다. 수(數)를 환원시키면 '6346'이 된다.

수련표에 짜인 대로 정좌하여 수(數)를 염(念) 하다 보면 온몸이 정화되어 건강한 몸을 회복하게 되는 것이다.

2. 제한수인, 개속어신(諸寒收引, 皆屬於腎)

'수인(收引)'의 뜻은 팔다리가 오므려 들고 또는 펴진 것을 굽히지 못하는 모양이다. 관절이 힘없이 풀어진 상태로 신체의 모든 것이 신양(腎陽)의 부족으로 한랭(寒冷)한 사기(邪氣)가 침입해 있는 상황이다. 손발과 등이 차고 몸을 오그리고 있다. 양(陽)이 부족하면 안에서 한기(寒氣)가 생하므로 한증(寒症)이라 한다.

임상(臨床)에서 한증(寒症)을 치료하려면 먼저 신장(腎臟)을 고려해야 한다. 신양(腎陽)은 명문(命門)의 기운이라고도 한다. 이 명문(命門)의 기운이 심양(心陽)의 기운을 도와주지 못하면, 한증(寒症)으로 심장의 기혈이 순조롭게 운행되지 않아 심근경색이나 흉부의 통증이 올 수가 있다. 또한, 이 명문(命門)의 기운, 즉 신양(腎陽)의 기운이 폐(肺)를 따뜻하게 도와주지 못하면 폐에 한증(寒症)이 들 수가 있고, 비위(脾胃)를 도와주지 못하면 비장(脾臟)과 위장(胃腸)에 한증(寒症)이 올 수가 있다. 이렇듯 모든 한증(寒症)에서는 신장과 방광을 먼저 고려해봐야 하며 오행으로는 수(水)에 해당하는 장부이다. 신장과 방광은 안과 밖의 관계로 천간에서는 임수(壬水)와 계수(癸水)를 쓰고 수(數)는 임수(壬水)와 계수(癸水) 모두 선천수 6수(數)를 쓰고, 한증(寒症)이므로 지지(地支)는 병증(病症)의 성질이 한(寒)과 열(熱) 중에서 한(寒)이므로 자수(子水)나 해수(亥水)를 쓰는데 병의 부위가 신장(腎臟)이면 육십갑자(六十甲子) 중, 계해(癸亥)를 쓰고 방광(膀胱)이면 임자(壬子)를 쓴다. 사용되는 수(數)는 계해(癸亥)는 '6364'로 임자(壬子)는 '6319'를 사용한다. 만약 방광(膀胱)에 열이 있어 소변을 할 때 따끔거리거나 색깔이 진하게 나오면 임오(壬午)를 쓴다. 사용하는 수(數)는 '6373'이 된다.

그리고 또한 한습(寒濕)으로 인해서 병증(病症)이 올 수도 있다. 만약 간경락(肝經絡)에 한습(寒濕)의 사기(邪氣)가 침범하면 근육이 수인(收引)되어 통증을 유발할 수가 있다. 간주근(肝

主筋)이라, 허리의 통증 또한 대부분 간경(肝經)에 한습(寒濕)의 사기가 침범해서 일어난 병증(病症)이라고 할 수 있다. 육십갑자(六十甲子)에서 을축(乙丑)을 사용하면 된다. 수(數)로 환원하면 '4500'이 된다. 얼마 전 우리 회원 중 한 분이 추운 겨울 아침에 쓰레기를 비우러 나갔다가 허리 통증으로 꼼짝 못 할 정도였는데, 을축(乙丑)의 수(數)를 몇 차례 반복해서 며칠 수련했더니 깨끗이 통증이 사라졌다고 신통해하던 일이 있었다.

3. 제기분울, 개속어폐(諸氣膹鬱, 皆屬於肺)

'분(膹)'은 자전(字典)을 보면 '고깃국 분', '고깃국 비'로 읽어지며 '화내다'의 뜻도 되는데, 기(氣)가 통하지 않아 답답하고 헐떡거리는 모양이다. '울(鬱)'은 가슴 쪽이 답답해 숨을 제대로 못 쉬는 불편한 것을 말한다. 호흡곤란 등의 이런 병증(病症)은 그 원인이 모두 폐(肺)에 있다. 인체(人體) 모든 장부(臟腑)의 기운들이 모두 폐(肺)에 의존해서 조절되므로, 모든 기운의 통창하지 못하고 막히고 답답한 병증(病症)을 전부 폐(肺)로 귀납시키는 것이다. 폐기(肺氣)가 통창(通暢)하지 못하고 막혀서 호흡이 가쁘거나 헐떡거림도 폐허(肺虛)가 원인이다. 그리고 홰기(噦氣), 애역(呃逆), 비기(痞氣), 창기(脹氣), 매핵기(梅核氣) 등이 있는데 이 모두 폐(肺)가 근원이 되어 일어나는 병증(病症)이다.

홰기(噦氣)의 '홰(噦)'는 자전(字典)을 보면 '딸꾹질할 얼', '소리

홰(말에 단 방울 소리)'로 나온다. 중국 발음으로는 '후이치[huì qì]'라고 읽는데, 글자 뜻과 같이 딸꾹질하는 것을 뜻하지 않고 트림을 하는 것을 말한다.

애역(呃逆)의 '애(呃)'는 자전(字典)에서 보면 '울음 악(呃)' 닭이 우는 소리, '볼멘소리 애'로 되어있다. 중국에서는 속칭 '打呃[따어: dǎ e`]'라고 해서 딸꾹질하는 것을 말한다. 이 둘 다 폐기(肺氣)가 내려가지 못해 일어나는 현상이다.

창기(脹氣)란 복부(腹部)가 답답하면서 배가 팽팽하게 불려 있는 것을 말한다.

비기(痞氣)의 '비(痞)'는 '뱃속 결릴 비'로 뱃속이 마치는 것같이 아프고 막혀있는 상태를 말한다. 병의 부위는 위장(胃腸)이지만 근원은 폐(肺)에 있다.

매핵기(梅核氣)는 식도에 매실 씨 같은 것이 걸려 있어 삼켜도 내려가지 않고 뱉어도 나오지 않는 현상을 말한다. 실제로는 인후(咽喉)에 아무것도 걸려 있지 않지만, 환자 스스로 느낌으로는 뭔가 이물질이 걸려 있다고 생각한다. 중의(中醫)에서는 의병(癔病)이라고 해서 현대의학에서 흔히 말하는 히스테리라고 하는 신경관능증(神經官能症)의 일종이다. 이것 또한 병인(病因)이 폐기(肺氣)가 내려가지 못해서 일어나는 증상이다.

이러한 병증(病症)을 육십갑자(六十甲子)에 배대해보면, 트림하는 것은 한습(寒濕)의 기운으로 폐기(肺氣)가 하강(下降)하지 못해 일어나는 증상이므로, 신축(辛丑)을 천간 선천수와 지지 후천수를 조합해보면 '2700'이란 수(數)가 나오게 된다. 딸꾹질하는 것은 폐기(肺氣)가 허(虛)한 것으로 인해 폐기(肺氣)가 내려가지 못해 일어나는 증상이므로 신유(辛酉)를 가지고 수(數)를 배대하면 '2746'이란 수가 나오게 된다.

이런 식으로 병의 부위를 알고 장부(臟腑)의 천간(天干)을 정하고 한(寒)·열(熱)·안(裏)·밖(表) 아니면 허(虛)·실(實)을 알아 지지(地支)를 정하여 각기 선천수와 후천수를 배대해서 수련하면 병증(病症)이 사라져 몸이 회복되는 것이다.

4. 제습종만, 개속어비(諸濕腫滿, 皆屬於脾)

모든 습(濕)의 사기(邪氣)는 비위(脾胃)를 상하게 한다. 비위는 오행으로 중앙 토(土)에 해당하므로 습기(濕氣)를 두려워한다. 습사(濕邪)가 인체에 침입하면 얼굴이나 머리 등이 붓고 팔다리도 붓는 경우를 종종 볼 수가 있다. 이러한 모든 붓는 현상을 종(腫)이라 한다. 그리고 복수(腹水)가 찬다거나 간수종(肝水腫) 등 수기(水氣)가 장부(臟腑)의 안과 밖으로 정체하고 있어 기혈(氣血)의 운행이 정상적으로 흐르는 것을 막고 있는 것은 만(滿)이라고 한다.

이러한 종만(腫滿)의 병증(病症)은 전부 비장(脾臟)으로 귀납(歸納)시킨다. 특히, 지금 사람들이 제일 두려워하는 비만증 역시도 비장과 신장(腎臟)의 운화(運化)가 잘되지 않는 까닭으로 생기게 된 증상이다.

천간(天干)으로 무토(戊土)는 위장, 기토(己土)는 비장으로 무토(戊土)는 양토(陽土)이므로 위장에 배대하여 선천수 7수를 쓰고, 기토(己土)는 음토(陰土)이므로 비장에 배대해서 선천수 8수를 쓴다. 한습(寒濕)으로 인해 종만(腫滿)의 병증이 있으면 지지의 축토(丑土)를 쓰고 습열로 인한 병증이면 미토(未土)를 쓴다.

육십갑자 중에 비장의 한습 기운으로 인한 병증에는 기축(己丑)을 쓰고 습열로 인한 증상에는 기미(己未)를 쓰는데 수로 조합하면 둘 다 '8100'이 된다. 미토(未土)나 축토(丑土)가 다 10수이므로 똑같은 수를 사용하지만, 미토(未土)는 상생수(相生數), 축토(丑土)는 상극구조로 되어있어 수련표를 짤 때 상생과 상극을 다 적용하므로 적용하는 과정에서 차별이 된다.

또한, 복부(腹部)가 그득하고 기가 소통되지 않아 배가 팽만하게 솟아오르고 커져 있을 때 병의 근원은 폐에 있지만, 비위에서 치료해도 효과가 뛰어나다 이럴 때는 육십갑자 중 기유(己酉)를 쓴다. 수로 환원하면 선천수 '81'과 후천수 '46'이 된다. 이를 조합하면 '8146'이 되는데 이 수를 염하게 되면 복부가 창만(脹滿) 하면서 기가 통하지 않던 병증이 사라지게 된다.

만약 음식이 체해서 꽉 막혀있을 때는 무신(戊申)을 써서 선천수 '72'와 후천수 '91'을 사용하면 된다. 이를 조합하면 '7291'수를 염하면 병증이 사라지게 된다.

이처럼 수련표에 짜인 대로 수(數)를 염(念) 하다 보면, 수련하는 주위의 우주 공간으로부터 같은 오행의 기운은 공명음을 일으켜 신체 내의 사기(邪氣)를 정화(淨化)해서 태극(太極)의 상태로 환원하게 되는 것이다. 이런 까닭으로 병(病)은 치료되고 몸은 활력을 되찾게 된다. 이러한 경험이 누적될수록 내력은 점점 깊어져 큰 병이 걸릴 일도 없지만, 만약 큰 병이 들더라도 수련하던 대로 계속 사기(邪氣)를 정화해 나가면 병은 물러나게 되어있는 것이다.

5. 제열무계, 개속어화(諸熱瞀瘛, 皆屬於火)

무릇, '열(熱)'로 인해 정신이 혼미하고 눈이 어른거려 잘 보이지 않는 병증(병증)은 전부 화(火)에 속한다. '무(瞀)'는 '흐릴 수', '야맹 목'의 뜻으로 열사(熱邪)로 인해 눈(眼)과 정신(精神)이 맑지 못하고 흐릿한 상태를 말한다. '계(瘛)'는 '경풍 계', '경기(驚氣)'를 뜻하는데, 열사(熱邪)로 인해 정신 상태가 흐릿한 증상을 말한다(瘛계 미칠 계로 보아야 함).

화(火)는 오장에 배속하면 심장(心臟)에 배속한다. 심주신명(心主神明)이라 심장(心臟)은 신명(神明)을 주관하는데, 심경(心經)에 열사(熱邪)가 침입하면 신명(神明)이 흐릿해져서 안(眼)·이(耳)·비(鼻)·설(舌)·신(身)·의(意) 육근(六根)의 기능이 전부 온전하지 못하게 된다. 심장에서 혈액을 펌핑해서 전신으로 골고루 보내는데 혈(血) 가운데는 기(氣)가 있고, 기(氣) 가운데 혈(血)이 있다. 이 혈액이 전신에 골고루 보내져 영양을 공급하는데 만약 심장에 이상이 생겨 전신에 영양을 제대로 공급하지 못하면 영양결핍으로 인해 모든 기능에 이상을 초래하게 된다. 이런 연유로 심위군주(心爲君主)라 했다. 열사(熱邪)로 인한 병증은 모두 심양유여(心陽有餘)에서 온다.

이런 때는 중의(中醫)에서는 청심(淸心) 작용을 하는 연교(連翹), 치자(梔子), 황백(黃柏), 지모(知母) 등 약재를 사용하지만, 기의학(氣醫學)에서는 선천수 '36'과 후천수 '28'을 사용해서 심장(心臟)에 있는 열사(熱邪)를 정화하면 병증(病症)이 없어지게 된다. 육십갑자(六十甲子)로는 정사(丁巳)의 사기이다.

삼초(三焦)나 소장(小腸)의 열사(熱邪)는 병오(丙午)가 되므로 수(數)로 환원하면 '3673'이 된다. 이렇듯 수(數)를 이용해 고요히 앉아 염(念)을 하다 보면 병증(病症)도 없어지지만 수시로 천인합일(天人合一)의 경지에 들 수가 있다.

6. 제통양창, 개속어심(諸痛痒瘡, 皆屬於心)

'양(痒)'은 자전(字典)을 찾아보면 '병 양', '잃을 양', '종기 양', '가려울 양', '창(瘡)'은 '부스럼 창'(종기), '상처 창'으로 되어있다. '창(瘡)'은 인체의 피부에 생기는 악성 종기나 부스럼 등으로, 옹(癰)·저(疽)·정(疔) 등이 있으며, '양(痒)'은 피부의 가려움증을 말한다. 열(熱)이 심하면 창통(瘡痛)이라 하고, 열(熱)이 미약하면 창양(瘡痒)이라 한다. 심주혈분(心主血分) 즉 심장(心臟)이 혈분(血分)을 주관하므로 양창(痒瘡) 등의 질병은 인체의 혈분(血

分)을 떠나서는 자라지 못한다. 이런 연유로 인체의 혈맥(血脈)이 통창 되지 못하고 막혀서 열(熱)이 쌓여서 극성(極盛)하면 바람이 생하는 것과 같이 악성 종기나 가려움증을 수반하는 피부병이 되는 것이다.

옹(癰)은 열증(熱症) 실증(實症)에 속하고, 저(疽)는 한증(寒症), 허증(虛症)으로 분류한다. 옴이나 백선 등의 피부병도 있고 청소년기에 많이 나는 여드름 같은 것도 있다. 이 모두 혈분(血分)의 문제로, 치료하는 방법은 청열해독(清熱解毒)하고 치풍(治風) 하면서 혈(血)이 잘 운행되도록 하면 된다.

심주혈(心主血) 기화재면(其華在面) 즉 심장은 혈(血)을 주관하고 그 화(華)는 얼굴에 있다. 대부분 매운 음식을 좋아하는 관계로 혈(血)이 뜨거워지고 바람이 성해 맥락(脈絡)이 통하지 못하고 막혀서 풍열(風熱)이 상박(相搏)하여 이러한 피부질환이 생긴다.

맑고 담백한 음식을 평소 섭취하고 포공영(蒲公英), 금은화(金銀花), 야국화(野菊花), 연교(連翹), 황금(黃芩) 등 청열해독(清熱解毒)하는 약재와 단삼(丹蔘), 당귀(當歸), 천궁(川芎), 우슬(牛膝) 등 활혈화어(活血化瘀) 작용하는 약재를 쓰면서 '길경(桔梗)'과 '감초(甘草)'를 넣으면 모든 약이 조화롭게 된다. 이게 여드름을 치료하는 방제인데 효과가 뛰어나다.

허나, 기의학(氣醫學)에서는 육십갑자(六十甲子) 중 정사(丁巳)와 신사(辛巳)를 수(數)로 환원해서 정사(丁巳)는 '3628'로 신사(辛巳)는 '2728'로 해서 수련하면 심장과 폐에 있는 열사(熱邪)가 빠져나가 병증(病症)이 사라지게 된다.

올해 여름에 있었던 일인데 냉장고 문을 닫다가 엄지발가락이 부딪쳐 엄지발톱이 전부 들려 출혈도 심하고 해서 병원에 갔는데 가볍게 소독만 하고 복용해야 한다는 항생제는 먹지 않는다며 받지 않고 바르는 연고만 받아서 왔다. 의사가 여름이라 염증이 생길 우려가 크니 항생제를 꼭 먹어야 한다는 걸, 귓전으로 흘리고 집으로 돌아와 발가락의 통증이 와 아릴 때마다 육십갑자(六十甲子)의 기사(己巳)를 수(數)로 환원해서 '8128'을 계속해서 염(念)했다. 비주기육(脾主肌肉)이므로 비장이 살(肌肉)을 주관하므로 선천수는 비장을 나타내는 '81'을 쓰고, 기육(肌肉)에 열(熱)이 있으면 화농이 되어 염증이 되므로 사화(巳火)를 사용해서 후천수로 '28'을 조합해서 '8128'을 상생과 상극을 맞추어 수련표를 만들어 매일 통증이 있을 때마다 수련했는데, 처음 일주일간은 하루 5~6회 정도 했고 일주일이 지난 후부터는 3~4회 정도 수련을 했는데, 보름 정도 지나니 들렸던 엄지발톱은 빠지고 상처도 염증 없이 깨끗하게 아물었다. 염증을 일으키는 사기(邪氣)를 미리 통증이 올 때마다 정화(淨化)했으니, 한여름에 항생제도 복용하지 않고 상처가 아물게 된 것이다.

실제의 경험을 통해 기의학(氣醫學)에 대한 신념이 더 확고해진 것이다.

7. 제위천구, 개속어상(諸痿喘嘔, 皆屬於上)

무릇 모든 위증(痿症)이나 천식 등으로 호흡이 가쁘거나 헐떡거리는 것과 구토(嘔吐)를 하는 병증(病症)은 병인(病因)이 다 상초(上焦)에 있다.

위증(痿症)은 신체의 어느 한 부분이 위축되거나 기능을 상실하는 병증(病症)이다. 예를 들면 사지(四肢)의 운동마비 증세를 위증(痿症)에 분류한다. 강직(强直)된 것의 반대 개념으로 생각하면 된다. 강직(强直)된 것은 실(實)에 속하고 위증(痿症)은 허증(虛症)에 속한다.

'천(喘)'은 숨이 차고 호흡이 급박(急迫)해 헐떡거리는 것을 말한다. '구(嘔)'는 '구토(嘔吐)' 또는 '게우다'란 뜻이다. 음식물을 게워 내나 소리가 없으면 '토(吐)'라 하고(有物無聲) 게우는 소리는 있으나 올라오는 음식물이 없을 때를 '구(嘔)'라고 구별한다(有聲無物). 일반적으로 함께 사용해서 '구토(嘔吐)'라고 한다. 이러한 병증(病症)은 병의 근원이 모두 상초(上焦)에 있다. 횡격막 위로 있는 장부(臟腑)와 두뇌(頭腦)가 상초(上焦)에 속하는 부위다. 위증(痿症)의 흔히 있는 병증으로 뇌신경(腦神經)·척수신경(脊髓神經) 계통의 발병과 비위(脾胃)와 대·소장계통에서도 발병할 수가 있다.

'천(喘)'은 천식 등의 호흡기질환을 말하는데 병인(病因)이 폐(肺)에 있다. 삼초(三焦) 가운데서 폐의 부위가 상초(上焦)에 속하므로 이곳에 언급했다. 한데, '구토(嘔吐)'는 식도(食道)를 통해 음식물을 게우나, 병인(病因)은 '위장(胃腸)'이 되는데 위장은 중초의 부위에 속하는데 뭔가 명확하지 못하다. 한데 '제위천구(諸痿喘嘔), 개속어상(皆屬於上)'의 아래 대구(對句)가 되는 글이 '제궐고설(諸厥固泄) 개속어하(皆屬於下)'이므로 하(下)는 하초(下焦)를 뜻하므로, 이 글에서 하초 이상의 부위인 상초와 중초를 다 상(上)에 포함해서 말한 것 같다.

인체(人體)가 정상적으로 활동하기 위해서는, 위(胃)에서 섭취한 수곡정미(水穀精微)한 영양물질을 비장(脾臟)이 운화(運化)해서 전신(全身)에 수포(輸布)해줘야 한다. 만약 비장에 병이 생겨 영양물질을 운화(運化)해주지 못하면, 경맥(經脈)이 영양공급을 받지 못해 근골(筋骨)과 기육(肌肉)이 생기를 잃게 되고 위축되는 것이 위병(痿病)이다. 피위(皮痿)·기위(肌痿)·맥위(脈痿)·근위(筋痿)·골위(骨痿) 다섯 종류로 구분할 수 있다. 또한, 위증(痿症)에서 흔히 볼 수 있는 병증이 척추신경, 뇌신경의 발병(發病)이다.

습열(濕熱)로 인한 위증(痿症)이면 기의학(氣醫學)에서는 기미(己未)인 '8100'을 사용하고, 비위기허(脾胃氣虛)로 인한 것은 기유(己酉)인 '8146'을 사용한다.

8. 제궐고설, 개속어하(諸厥固泄, 皆屬於下)

무릇 궐증(厥症)과 대소변이 통하지 않고 변비나 소변 곤란이 있고 설사나 소변불금(小便不禁)이 있는 것은, 모두 하초(下焦)에 병인(病因)이 있다.

'궐(厥)'은 손발이 싸늘하게 찬 것을 말하고. '고(固)'는 굳어서 통하지 않는 것을 뜻한다. 대변은 변비로 딱딱하게 굳어 통하질 않고, 소변은 융증(癃症)이라 해서 소변불통(小便不通)이 됨을 말하는데, '소변 고(固)'라 한다. '설(泄)'은, 대변은 설사를 말하고 소변은 불금(不禁)으로 자류(自流) 하는 것을 말한다. 이런 병증(病症)은 원인이 하초(下焦)에 있으므로, 먼저 신장과 방광을 고려하고 대장과 소장을 관찰해야 한다.

만약 고증(固症)이 한열(寒熱)을 가려 한증(寒症)이면 온하(溫下)의 법을 쓰고, 열증(熱症)이면 사하(瀉下)의 법을 쓴다. 또한, 음한(陰寒)으로 인한 고증(固症)이라면, 장 기능이 이미 극도로 쇠약해진 것을 나타내므로 보양에 신경을 기울여야 한다. 아랫배가 팽창한 듯하면서 소변불통이 되는 것은 소변 고(固)의 증상인데, 만약 한증(寒症)이면 신양부족(腎陽不足)을 나타내므로 오령산(五苓散)에 계지(桂枝)나 부자(附子) 건강(乾薑) 등을 가감하면 온리(溫利)의 효과를 볼 수 있다. 또한, 맑은 청기(淸氣)가 올라가지 못하고 탁기(濁氣)가 내려가지 못해서 오는 고증(固症)도 있는데, 먼저 비장(脾臟)의 운화(運化) 하는 공능(功能)을 도와주고 폐기(肺氣)를 보(補)해 주면 된다.

기의학(氣醫學)에서는 대변의 고증(固症)을 비장(脾臟)이 운화(運化)하는 공능(功能)의 이상으로 보고, 한증(寒症)에는 육십갑자(六十甲子)에서 기축(己丑)을 사용해서 '8100'의 수(數)를 쓰고 열증(熱症)에는 기사(己巳)를 사용해 '8128'의 수(數)를 이용한다. 설사에는 무진(戊辰)을 사용해 '7255'의 수(數)를 이용한다. 소변불통(小便不通)일 때 한증(寒症)이면 계축(癸丑)을 사용하고, 열증(熱症)일 때는 계사(癸巳)를 사용한다. 수(數)로 만들면 계축은 '6300'의 수(數)를, 계사(癸巳)는 '6328'의 수를 하면 된다.

9. 제금고율, 여상신수, 개속어화
   (諸禁鼓慄, 如喪神守, 皆屬於火)

무릇 입을 굳게 다물고, 온몸을 떨고 있는 모양이 자신의 정신으로 통제하지 못하고 그 기능을 상실한 상태를 말한다. 병인(病因)이 화(火)에 속한다.

'금(禁)'은 곧 '금(噤)'으로 '입 다물 금(噤)'이다 이를 꽉 물고 입을 굳게 다물고 있는 모양을 뜻한다. '고(鼓)'는 고함(鼓頷)으로 턱을 덜덜 떨고 있는 상태를 말한다. '율(慄)'은 몸을 전율(戰慄)하는 것으로 몸을 시시때때로 떨고 있는 모양인데, 스스로 주체하지 못하는 것이다. 그래서 '제금고율(諸禁鼓慄)'하는 이런 상태를 정신적인 형태로 표현을 하자면, '여상신수(如喪神守)'라고 한다. 즉, "정신이 몸을 주재하는 것을 상실한 것 같다."라고 말한 것이다.

앞에서 말한 '제열무계(諸熱瞀瘛)'는 "열사(熱邪)로 인해 정신이 혼미하고 눈이 어른거려 잘 보이지 않는 병증(病症)"과 비교했을 때, '제금고율(諸禁鼓慄)'하는 병증(病症)이 초기(初期)에 발생하여 진행되어, 병증(病症)이 더 깊어진 상태가 되면 '제열무계(諸熱瞀瘛)'하는 병증이 오게 된다. 한데, 만약 제금고율(諸禁鼓慄) 하는 병증(病症)에 발열(發熱)이나 목이 타는 듯한 갈증(口喝

구갈) 증상이 동반하지 않는다면, 병인(病因)을 화(火)에 적용할 수 없다.

이러한 병증(病症)을 기의학(氣醫學)을 사용해서 수련하자면 육십갑자(六十甲子) 중에서 정사(丁巳)를 찾아 사용하면 된다. 선천수는 '36'을 후천수는 '28'을 쓴다. 이를 조합하면 '3628'란 수(數)가 된다. 제금고율(諸禁鼓慄)하고 여상신수(如喪神守)와 같은 증상(症狀)은 인체 내에 화사(火邪)가 침입해서 정기(正氣)와 사기(邪氣)가 극렬(極烈)하게 싸운 연고로, 화사(火邪)가 더욱 강성할수록 몸을 떠는 현상은 더욱 심해질 수가 있는 것이다. 그래서 심장(心臟)에 있는 화(火)의 사기(邪氣)를 태극(太極)으로 환원시켜 정화(淨化)하면 병증(病症)이 없어져 건강을 회복하게 되는 것이다.

10. 제경항강, 개속어습(諸痙項强, 皆屬於濕)

제반 경증(痙症)과 목의 뒤쪽 근육이 경직되고 뻣뻣해서 움직임이 자유롭지 못한 것은 병인(病因)이 모두 습사(濕邪)에 속한다. '경(痙)'은 자전(字典)을 찾아보면 '심줄 당길 경'으로 근육이 경직되다. '경련을 일으키다' 등의 뜻으로 나와 있다. '항강(項强)'은 목덜미 부위가 경직되어 움직임이 곤란해진 것을 뜻한다. 기육(肌肉)과 근육 모두 뻣뻣해져 영활하게 움직이지 못하는 병증(病症)을 '경증(痙症)'이라 한다.

한데, 습사(濕邪)만 경증(痙症)을 유발하는 것이 아니고, 풍(風)이나 열(熱), 한(寒), 조(燥) 등 다른 것들도 또한 '경병(痙病)'을 일으킬 수 있는 요인이 된다.

『황제내경(黃帝內經)』「영추(靈樞)」「열병편(熱病篇)」에 보면, "열병불가자유구(熱病不可刺有九)…… 구왈열이경자사(九曰熱而痙者死)."라는 구절이 있다. 즉, "열병(熱病)에 침(針)을 놓아서는 안 되는 아홉 가지가 있는데, 그중 아홉 번째 발열(發熱)이 있으면서 경병(痙病)인 사람은 사증(死症)이라 한다."라고 풀이된다. 이를 보더라도 습사(濕邪)로 인해서만 경병(痙病)이 있는 것이 아닌 걸 알 수 있다. 그리고 뇌염(腦炎), 뇌막염(腦膜炎) 등 전염병도 경증(痙症)의 병인(病因)이 될 수 있다.

또한, 『황제내경(黃帝內經)』「소문(素問)」「지진요대론(至眞要大論)」에 "태양재천(太陽在泉), 한복내여(寒復內餘), 즉요고통(則腰尻痛), 굴신불리(屈伸不利), 고경족슬중통(股脛足膝中痛)."이라는 구절이 있다. 즉, "오운육기(五運六氣) 중 태양한수(太陽寒水)가 재천(在泉)이 될 때, 한기(寒氣)의 복(復)이 안에서 유여(有餘)하니, 곧 허리와 꽁무니 쪽이 아프고, 굴신(屈伸)하는데 어렵고 허벅지 정강이 무릎 등 다리 쪽 전부에 통증이 있다."라는 내용이다. 이런 연유로 혹자는 습(濕)이란 글자가 틀린 글자일 것이라고 주장하기도 한다.

'한복내여(寒復內餘)'의 뜻은, 예를 들면 축미년(丑未年)의 사천(司天)은 태음습토(太陰濕土)이고, 재천(在泉)은 태양한수(太陽寒水)인데, 한수(寒水)가 객기(客氣)로서 금수(金水)의 주기(主氣)

에 더하니, 곧 수(水)가 수(水)의 위치에 있게 돼 주객(主客), 승(勝)의 분별이 필요 없게 된다. 이런 연유로 주승(主勝), 객승(客勝)을 말하지 않고 대략 묶어서 말한 것이다.

만약 한사(寒邪)로 인해서 경병(痙病)이 왔다면, 온하(溫下)의 방제를 사용해 대황부자탕(大黃附子湯)이나 온비탕(溫脾湯), 삼물비급환(三物備急丸)을 쓰면 되고, 열병(熱病)으로 인해 경증(痙症)이 왔다면 조위승기탕(調胃承氣湯) 대승기탕(大承氣湯) 등 한하(寒下)의 방제를 쓰면 치료가 된다.

기의학(氣醫學)에서는 대부분 임상에서 한습으로 인한 경증(痙症)이 많으므로 육십갑자(六十甲子) 중 을축(乙丑)을 수(數)로 환원해서 선천수는 '45' 후천수는 '00'을 사용해서 '4500'의 수(數)를 염(念)한다.

열병(熱病)으로 인한 것은 갑오(甲午)를 수로 환원해서 '5473'을 사용하여 태극(太極)으로 기운을 환원시켜 정화(淨化)해서 회복하게 한다.

11. 제역충상, 개속어화(諸逆衝上, 皆屬於火)

모든 상역(上逆) 하는 병인(病因)은 다 화(火)에 속한다. 중의학에서 '역(逆)'은 '상역불순(上逆不順)'을 가리킨다. '충상(衝上)'은 상역(上逆)을 형용한 것인데 기운이 역으로 거슬러 위를 치솟아 오르는 것을 말한다.

이 조목의 병인(病因)의 주요한 것은, 화(火)의 성질로서 논술을 진행한 것이다. 화(火)의 사기(邪氣)는 폐에서 울체하면 기침이 되고, 위장(胃腸)에서 울체하면 구역(嘔逆)질이 되고, 간경(肝經)에 화사(火邪)가 있다면 목적종통(目赤腫痛)이 있고, 심화(心火)가 상염(上炎) 하면 구설미란(口舌糜爛)이 있고, 담화(膽火)가 상염(上炎) 하면 입안이 쓰고, 귀(耳)가 붓고 농(膿)이 흐른다. 이 모두 화(火)의 사기(邪氣)가 왕성해서 역(逆)으로 거슬러 올라가서 생기는 병증(病症)이다.

이러한 병증(病症)은 상당히 많다. 그래서 장개빈(張介賓)이 주운(注云) 하여 화(火)의 성질은 염상(炎上) 하는 것이다. "고제역충상자(故諸逆衝上者), 개속어화(皆屬於火), 연제장제경(然諸臟諸經), 개유역기(皆有逆氣), 즉기음양허실유부동의(則其陰陽虛實有不同矣)."라고 했다. 해석하자면, "이런 연유로 기운이 역으로 거슬러 위로 치솟는 병증은, 모두 화(火)에 속한다고 한 것이다. 그러나 오장육부와 모든 경락에 다 역기(逆氣)가 있다. 하지만 음양(陰陽)의 허실(虛實)은 같지 않다."라는 뜻이다.

'역(逆)'은 불순(不順)을 뜻하는데, 기(氣)가 올라가서 내려오지 않는 증상인데, 임상(臨床)에서 만약 역기(逆氣)가 머리에 있으면 돌연히 두통이 있고, 눈에 있으면 눈이 붓고 아프며, 또 귀에 있으면 이명(耳鳴)이나 귀가 들리지 않게 된다. 뇌(腦)에 있으면 두명(頭鳴)이 있거나 머리가 부풀어 올라 크게 되는 듯한 통증을 느낀다. 또한, '역(逆)'이 식도(食道)와 위(胃)에 있으면 구토(嘔吐)가 나고, 폐(肺)에 있으면 천만(喘滿)이 있게 된다. '충상(衝上)'은 곧 상충(上衝)이란 말로 아래로부터 위쪽을 향해 부딪친다는 뜻이다. '역(逆)'의 증상보다는 더 명확한 것이다. 비유하자면, 열기(熱氣)가 바로 머리와 눈 귀 등으로 부딪쳐 오르는 것을 말한다. 이런 종류의 증상들은 자세한 변증이 필요하다. 왜냐하면 '제역충상(諸逆衝上)'하는 증상이 전부 화(火)에 속하는 것이 아니고, 한증(寒症)에서도 있기 때문이다. 다만 '한증(寒症)'에는 부자편(附子片), 육계(肉桂), 건강(乾薑) 등을 가감하고 잠양(潛陽)의 약들도 더해준다. '위한(胃寒)'으로 구토(嘔吐)를 하면, 반하(半夏)를 더하고, '간한(肝寒)'으로 궐음(厥陰) 두통이 있으면 오수유(吳茱萸)를 더하면 된다. 이렇듯 한증(寒症)에서도 충상(衝上) 하는 증후(症候)들이 많이 있어 자세한 변증(辨證)이 필요하다.

　기의학(氣醫學)에서는 화(火)의 사기(邪氣)로 폐(肺)에서 울체하여 기침하면 선천수 '27'과 후천수 '28'을 사용해서 '2728'의 수(數)를 쓴다. 육십갑자(六十甲子)에서 신사(辛巳)를 수(數)로 환원한 것이다.

　위장(胃腸)에서 화(火)의 사기가 울체해서 구토(嘔吐)하면 육십갑자에 무오(戊午)가 해당하니, '7273'의 수(數)를 사용하면 되고, 간경(肝經)에 화사(火邪)가 있어 눈이 빨갛게 붓고 통증이 있다면, 육십갑자 중 을사(乙巳)를 수(數)로 환원해서 '4528'의 수(數)를 사용하면서 정화(淨化)를 하면 된다. 또한, 위열(胃熱)이 아니고 위한(胃寒)으로 상충(上衝)하여 구토(嘔吐)하면 육십갑자(六十甲子) 중 무자(戊子)를 사용해 '7219'의 수(數)를 염(念)하면 된다. 간한(肝寒)으로 궐음(厥陰) 두통이 있으면, 육십갑자(六十甲子) 중 을해(乙亥)를 사용해 '4564'의 수(數)를 쓰면 된다.

12. 제창복대, 개속어열(諸脹腹大, 皆屬於熱)

배가 팽만하게 부른 창만(脹滿)의 증후(症候)와 배가 크게 된 모든 병증(病症)은 전부 열(熱)에 속한다.

'창(脹)'의 뜻은 창만(脹滿)으로 기(氣)가 내려가지 못해 배가 팽만하게 부른 모양을 나타낸 것인데, 환자 자신이 느끼는 감각을 말한다. '복대(腹大)'는 외관상 누구나 능히 볼 수 있는 배가 커진 상태를 말한다. 헌데, 창만(脹滿)이나 복대(腹大)가 모두 열증(熱症)에 속한다고 하는 것은 맞지 않은 말이다. 한증(寒症)에서도 창만(脹滿)이나 복대(腹大)의 증상(症狀)이 있다.

「영추(靈樞)」「수창편(水脹篇)」을 보면, 황제가 기백(岐伯)에게 묻기를 수창(水脹)과 부창(肤脹)이 어떻게 다른가를 묻는 대목이다. "기백답왈(岐伯答曰), 수시기야(水始起也), 목과상미종(目窠上微腫), 여신와기지상(如新臥起之狀), 기경맥동(其頸脈動), 시해(時

咳), 음고간한(陰股間寒), 족경종(足脛腫), 복내대(腹乃大), 기수이성의(其水已成矣), 이수안기복(以手按其腹), 수수이기(隨手而起), 여과수지상(如裹水之狀), 차기후야(此其候也)." 즉, "기백(岐伯)이 답하길, 수창(水脹)의 병증(病症)이 처음 발생할 때 눈두덩이가 조금 부은 채 방금 잠에서 깨어난 모습이다. 경맥(頸脈)의 박동 소리가 뚜렷하고 때때로 기침을 한다. 대퇴부 안쪽이 차고 다리가 부어 있다. 배가 커질 때가 되면 이미 수창(水脹) 병이 형성된 것이다. 만일 손으로 환자의 복부를 눌러보면 물주머니에 물을 넣은 것 같이 바로 원래대로 된다. 이게 바로 수창(水脹)의 병후(病候)이다."

'수창(水脹)'은 진액(津液) 대사장애(代射障碍)로 수습(水濕)이 지체(肢體)나 흉복(胸腹) 부위에 창만(脹滿)한 병증(病症)을 말한다. "황제왈(黃帝曰), 부창하이후지(膚脹何以候之), 기백왈(岐伯曰), 부창자(膚脹者), 한기객어피부지간(寒氣客於皮膚之間), 공공연불견(𣪏𣪏然不堅), 복대(腹大), 신진종(身盡腫), 피후(皮厚), 안기복(按其腹), 요이불기(窅而不起), 복색불변(腹色不變), 차기후야(此其候也)."라는 구절이 있다. 해석하자면, "황제(黃帝)가 묻기를, 부창(膚脹)과 같은 이런 종류의 병은 어떻게 진찰하는가? 부창(膚脹)이란 것은 한사(寒邪)가 피부 사이로 침입해서 일으킨 병으로, 복부가 창대(脹大)하면서 두드리면 북소리같이 속이 빈 것처럼 견실(堅實)하지 못하고 몸 전체가 다 부어 있다. 피부는 두꺼워진 듯하고 손으로 환자의 복부를 눌렀다가 손을 떼면 움푹 꺼져 올라오지 않는다. 단지 피부의 색은 변화가 없다. 이런 증상이 바로 부창(膚脹)의 병증(病症)이다."라는 뜻이다.

이러한 내용의 글을 보면, '제창복대(諸脹腹大), 개속어열(皆屬於熱)'이란 조목의 글은 맞지 않는 말이다. 한증(寒症)에서도 창만(脹滿)과 복대(腹大)의 증상(症狀)이 많이 있는 것을 임상(臨床)에서 흔히 볼 수가 있다. 오장육부(五臟六腑) 어디에나 다 창병(脹病)이 있다. 허나, 여기에서는 복부(腹部)를 위주로 말한 것 같다. 복부는 횡격막 아래에서 배꼽 위까지를 말하는데, 이곳에는 비장과 위장이 있는 곳으로 수곡(水穀)의 병변(病變)이 많이 일어나는 곳이다. 열증(熱症)으로 인한 창만(脹滿)과 복대(腹大)의 병증은 청열(淸熱), 해독(解毒), 사화(瀉火)하는 방제(方劑)를 사용해서 치료하지만, 한증(寒症)에서는 대변이 묽고 설사가 나며 소변도 맑으면서 양이 많고 혹은 변비이면서 입술과 손톱의 색깔이 엷다. 이런 때는 비위(脾胃)를 따뜻하게 해주는 온중건비(溫中建脾)의 약들을 가감해서 써야 효과를 볼 수 있다.

앞의 글에서 "손으로 배를 눌렀다가 떼면 바로 눌렀던 부위가 원래대로 일어나고 또한 주머니 안에 물이 들어 있는 것 같은 상태를 '수창(水脹)'이라 하고, 복부(腹部)를 눌렀다가 손을 떼었을 때 눌렀던 부분이 회복되지 않고 움푹 들어간 채로 있는 것을 '부창(膚脹)'이라 한다."라고 했다.

헌데, 장개빈(張介賓)이 말하길, 자기가 임상에서 경험한 바로는 오히려 앞에 말한 내용이 상반된다고 주장한다. 수증(水症)이 손으로 눌린즉 움푹 들어가 일어나질 않고, 기창(氣脹)은 손으로 눌렀다가 떼면 눌렀던 부위가 바로 일어난다고 했다. 기창(氣脹)

은 여기서는 피부창(皮膚脹)을 말한다.

이런 쟁론(諍論)들을 임상에서의 경험을 종합해보면, 수창(水脹)과 기창(氣脹)의 병증(病症)을 말할 때 진단하는 부위에 따라 다르다.

수(水)는 유형(有形)이라, 그것이 복강(腹腔)에 있을 때는 마치 물이 들어 있는 주머니를 눌린 것같이 손 밑에 울렁거리는 파동감(波動感)이 있고, 손을 떼면 바로 원래대로 회복되고, 만약 사지(四肢)를 누르면 수기(水氣)는 흩어져 빠르게 모이지 않기 때문에 움푹 들어가 일어나지 않는다.

기창(氣脹)은 무형(無形)이라, 사기(邪氣)가 복강(腹腔)에 있을 때 눌리면 기가 흩어져 눌린 부위가 움푹 파인 채로 회복되질 않는다. 허나 사지(四肢)에 있어 눌리면, 기가 흩어지다 손을 떼면 바로 빠르게 기(氣)가 모이므로 눌렀던 부위가 바로 일어난다. 이런 결과를 볼 때 눌리는 부위가 어느 곳이냐에 따라 진단의 결과는 다르다고 본다.

기의학(氣醫學)에서는 비장(脾臟)의 허증(虛症)으로 창만(脹滿) 복대(腹大)의 병증(病症)이 있을 때는, 육십갑자(六十甲子) 중 기유(己酉)를 사용한다. 수(數)로 환원하면 선천수는 '81' 후천수는 '46'이 되므로 이를 조합하면 '8146'의 수(數)를 얻는다.

열증(熱症)으로 인한 창만(脹滿) 복대(腹大)일 때는 '8128'의 수(數)를 사용한다. 육십갑자(六十甲子) 중에서는 기사(己巳)에 해당한다.

한증(寒症)일 때는 기해(己亥)를 사용한다. 수(數)를 환원하면

'8164'가 된다.

이렇게 인체에 침입한 사기(邪氣)를 분류해서 선천과 후천수가 조합된 수를 고요히 정좌해서 염(念)하면, 기운이 태극(太極)으로 환원되어 몸과 마음이 다 같이 정화(淨化)되면서 병증(病症)이 사라지고 건강을 회복하게 되는 것이다.

13. 제조광월, 개속어화(諸躁狂越, 皆屬於火)

'조증(躁症)'은 성질이 조급하고 불안해하는 것이고, '광(狂)'과 '월(越)'은 정신착란으로 아무 소리나 지껄이고 벌거벗고 뛰어다니거나 지붕 위나 높은 곳에 올라가서 노래를 부르거나 하는 상식을 벗어나는 행동을 하는 것을 말한다. 이러한 병증(病症)은 모두 화(火)에 속한다.

'조(躁)'의 자의(字意)는 '시끄러울 조', '조급할 조'인데, 조급하게 움직이면서 심리적으로 불안한 것을 말한다. '광(狂)'은 광란(狂亂)적이라 이성(理性)적인 것이 없고 정신착란의 상태를 말하고, '월(越)'은 '뛰어넘다'의 뜻으로 상식을 벗어난 행동을 말한다.

「소문(素問)」「양명맥해편(陽明脈解篇)」에, "병심즉기의이주(病甚則棄衣而走), 등고이가(登高而歌), 혹지불식수일(或至不食數日), 유원상옥(踰垣上屋), 소상지처(所上之處), 개비기소소능야(皆非其素所能也), 병반능자하야(病反能者何也), 기백왈(岐伯曰), 사지자제양지본야(四支者諸陽之本也), 양성즉사지실(陽盛則四支

實), 실즉능등고야(實則能登高也), 제왈기기의이주자하야(帝曰其棄衣而走者何也), 기백왈(岐伯曰), 열성어신(熱盛於身), 고기의욕주야(故棄衣欲走也)."라고 했다. 즉, "양명경(陽明經)의 병이 엄중할 때, 환자는 옷을 벗어버리고 제멋대로 아무 데나 뛰어다닌다. 겁도 없이 높은 곳에 올라가 노래도 부른다. 며칠 동안 음식물을 섭취하지 않아도 담장을 훌쩍 뛰어넘고 높은 지붕에도 쉽게 올라간다. 이건 평소에 능히 할 수 없는 행동인데 발병 이후에 어떻게 이렇게 가볍게 할 수 있는가? 기백이 답하길, 인체의 사지(四肢)는 양의 경락(經絡)의 근본입니다. 양기(陽氣)가 왕성하면 사지(四肢)도 왕성하고 강건해져 높은 곳도 쉽게 오를 수가 있습니다. 황제가 묻기를, 환자가 옷을 벗어버리고 뛰어다니는 것은, 무엇 때문이냐? 기백이 답하길, 열이 온몸에 성한 까닭으로 옷을 벗어버리고 뛰어다니고자 하는 것입니다."

이와 같은 병증(病症)은 '양조양광(陽躁陽狂)'에 속한다. 그러나 모든 '조증(躁症)'과 '광월(狂越)'의 병증(病症)이 다 양(陽)에 속하는 화(火)가 아니다. 음(陰)에 속하는 '음조음광(陰躁陰狂)'의 병증(病症)도 있다. 임상(臨床)에 있어서 양조양광(陽躁陽狂)은 비교적 용이하게 치료를 한다. 허나 음조음광(陰躁陰狂)은 치료가 좀 까다롭다. 일반적으로 음증(陰症)과 양증(陽症)을 구별할 때, 양증(陽症)은 위의 글에서 나온 대로 힘이 좋지만, 음증(陰症)은 힘이 약하다. 그리고 부딪치면 힘이 없어 잘 넘어진다. 또한, 세심하게 주의해서 관찰해보면, 환자가 비록 머리와 얼굴 부위가 붉게 홍조를 띠지만 목말라하지도 않고 물을 마시려고 하지도 않는다. 맥상(脈象)도 촌맥(寸脈)·관맥(關脈)·척맥(尺脈)의 삼부맥(三部脈) 가운데 촌맥(寸脈)만 잡히고 관맥(關脈)과 척맥(尺脈)은 맥이 잡히지 않는다. 가볍고 약하게 맥을 잡으면 있고 약간 깊이 잡으면 맥이 없는 것은, 양기(陽氣)가 위로 떠 올라 밖으로 넘어간 맥상(脈象)으로 장차 망양(亡陽)하는 증상으로 돌연히 탈진하는(폭탈[暴脫]) 상황이다. 이럴 때는 약첩의 양(量)을 크게 해서 시호(柴胡), 지실(枳實), 작약(芍藥), 감초(甘草)에 인삼탕(人蔘湯)을 처방하고 더 나아가 육계(肉桂), 부자편(附子片), 건강(乾薑), 인삼(人蔘) 등을 같이 넣어도 된다.

이렇게 하면 맥상(脈象)이 서서히 정상적으로 돌아와 촌(寸)·관(關)·척(尺)의 삼부맥(三部脈)이 다 잡히게 된다. 만약 환자가 갑자기 맥(脈)이 부맥(浮脈)이면서 홍대(洪大)하고 또 무겁게 눌렀을 때 맥이 안 잡히고 촌맥(寸脈)만 크고 관맥(關脈)과 척맥(尺脈)이 나타나지 않으면, 이건 '사증(死症)'이라 한다. 일반적으로 음조음광(陰躁陰狂)일 때는 가미소요산(加味逍遙散), 귀비탕(歸脾湯) 등을 가감(加減)해서 치료하고, 양조양광(陽躁陽狂)의 병증(病症)에는 승기탕(承氣湯)류의 방제를 사용해 급하(急下)를 시킨다. 황금(黃芩), 황백(黃柏), 황련(黃連), 치자(梔子) 등 한성(寒性)의 약제를 같이 사용해도 된다.

만약 이렇게 해도 열(熱)이 내리지 않고 손발과 온몸에 땀이 나면 지모(知母)와 생석고(生石膏)를 넣어주고, 변비(便祕)가 심하면 대황(大黃)과 망초(芒硝)를 넣어준다. 이렇듯 음증(陰症)과 양증(陽症)에 따라 치료하는 법은 완전히 다르다. 병증도 양명경(陽

明經)인 위경(胃經)에만 있는 것이 아니고 심장, 간, 신장 등의 경락에도 전부 관련이 되어있다.

임상에 있어서 화(火)로 인해서 제조광월(諸躁狂越) 하는 병증(病症)은 대략 5종류로 구분하고 있다.

① 양명열결(陽明熱結) 상요신명(上擾神明)

양명경(陽明經)에 열사(熱邪)가 침입해 맺혀서 위로 올라가 정신을 어지럽게 하는 병증(病症)으로 혓바닥은 붉은색을 띠고 설태(舌苔)는 누렇고 건조하다. 대변(大便)은 변비로 통하지 않고 맥상(脈象)은 가라앉고 힘이 있어 승기탕(承氣湯) 종류의 방제를 사용해서 급하(急下)를 시킨다.

② 심화항성(心火亢盛) 요란신명(擾亂神明)

대부분 정신적 요소로 인해 스트레스가 화(火)로 변한 것이다. 환자 대부분이 불면증에 마음이 번거로운 증상에서 시작된다. 심해지다 보면 광월(狂越)의 병증(病症)이 나오게 된다. 사심탕(瀉心湯)을 사용하면 된다.

③ 담화요심(痰火擾心)

칠정(七情)에 의한 내상(內傷)으로, 간기(肝氣)가 울체되어 막혀 소통되지 않아 화(火)가 되어 심신(心神)을 요동시켜 괴롭힌 병증(病症)이다. 몽석곤담환(礞石滾痰丸)을 사용한다.

④ 열입혈실(熱入血室)

여성들이 월경 기간에 열사(熱邪)를 받아 열의 사기(邪氣)가 혈실(血室)에 침입해서 그 사기가 경락을 따라 순행해서 위로 올라가 심신(心神)을 괴롭히는 병증인데, 마치 미친 사람과 같다. 경혈이 다 막히고 그치는 등의 증상이다. 이럴 땐 도인승기탕(桃仁承氣湯) 또는 소시호탕(小柴胡湯)을 가감(加減)해서 치료한다.

⑤ 온병열입영혈(溫病熱入營血)

온병(溫病)이 역(逆)으로 심포(心包)에 전해져 제조광월(諸躁狂越)의 병증(病症)이 된 것이다. 일반적인 견해로는 화입어심즉번(火入於心則煩), 심즉위조(甚則爲躁), 번위열지경(煩爲熱之輕), 조위열지심(躁爲熱之甚), 거범인열이조(擧凡因熱而躁), 위유사지고(爲有邪之故), 병다속화(病多屬火), 화사(火邪)가 심장에 들어간 즉 마음이 번거롭고 심한즉 조급증이 되고, 번(煩)은 열의 가벼운 것이고, 조(躁)는 열사(熱邪)의 심한 것이다. 대개 열사로 인해 조(躁)가 오는데 이것은 다 사기로 인해서 그렇게 되는데 병증(病症) 모두 화(火)에 속한다.

기의학(氣醫學)에서는 양명열결(陽明熱結) 상요신명(上擾神明)은 무오(戊午)를 사용해서 수(數)로 환원시키면 '7273'의 수(數)를 쓰고, 심화항성(心火亢盛) 요란신명(擾亂神明)의 병증(病症)에는 정사(丁巳)를 사용해 수(數)로 환원하면 '3628'의 수(數)를 얻게 된다.

담화요심(痰火擾心)의 병증(病症)에는 육십갑자(六十甲子) 중에서 을사(乙巳)를 사용해 수(數)로 환원하면 '4528'의 수(數)를 얻어 이 수(數)를 상생과 상극의 수로 조합해서 염(念)하면 병증(病症)이 사라지고 건강을 회복할 수 있다.

열입혈실(熱入血室)의 병증(病症)에는 육십갑자(六十甲子) 중 계사(癸巳)를 사용해 수(數)를 환원하면 '6328'의 수(數)를 얻게 된다.

온병열입영혈(溫病熱入營血)의 병증에는 심화항성(心火亢盛)의 병증(病症)과 같이 육십갑자(六十甲子) 중 정사(丁巳)를 사용해 수(數)로 환원하면 '3628'의 수(數)가 된다. 이 수(數)를 고요히 좌정하고 염(念)을 하면 병증(病症)은 사라지고 태극(太極)으로 기운이 환원되어 회춘(回春)하는 효과까지도 볼 수 있다.

물론 이 수(數)를 근본으로 해서 상생·상극하는 수를 조합해 수련표를 작성해서 그에 따라 수련해야 한다.

14. 제포강직, 개속어풍(諸暴强直, 皆屬於風)

자전(字典)을 보면 '포자(暴字)'는 '급할 포', '갑자기 포', '쬘 폭(햇볕에 쬠)', '나타날 폭'으로 나온다. 여기서는 '갑자기 포자(暴字)'로 보면 된다. '강직(强直)'이란 뜻은, 근육이 부드러움을 잃어 뻣뻣해져 지체(肢體)가 활동하는 데 있어 영활하게 움직이지 못하는 상태를 말한다. 그래서 '제포강직(諸暴强直)'은 목, 경추, 몸

통과 사지(四肢) 모두가 돌연히 강직(强直)된 것을 말한다.

이러한 증상(症狀)은 모두 '풍사(風邪)'에 속한다. 풍(風)에는 내풍(內風)과 외풍(外風)이 있다. '외풍증(外風症)'은 발병(發病)하는 것이 갑자기 빠른 속도로 진행되고 돌연히 몸이 강직(强直)된다. 구안(口眼)이 와사(喎斜) 되기도 하고 얼굴 부위에 경련이 일어나기도 한다. 이러한 병증(病症)에는 전통의학에서는 견정산(牽正散), 옥진산(玉眞散), 오호추풍산(五虎追風散) 등 고방(古方)을 사용한다. '내풍증(內風症)'은 간병(肝病)의 범위에 속한다. 머리가 어지럽기도 하고 이명(耳鳴)이 갑자기 있고 지체(肢體)가 점차 영활하게 움직이지 못하는 것을 느끼게 된다. 심하면 혼몽해서 사람을 알아보지도 못한다. 이러한 병증(病症)에서는 평식내풍(平熄內風)의 법(法)을 사용해서 고방(古方)에서 진간식풍탕(鎭肝熄風湯)이나 천마구등음(天麻鉤藤飮)을 복용시키면 된다.

「소문(素問)」「풍론편(風論篇)」에 보면, "풍자선행이삭변(風者善行而數變)."이란 내용이 나온다. "바람의 특성이 어디든 걸림 없이 다니면서 아주 신속하고 빠르게 자주 변화한다."라고 했다. 한열(寒熱), 표리(表裏), 장부(臟腑), 경락(經絡) 어디든 침입하지 않는 곳이 없다.

다시 본편의 내용을 보면, "이춘갑을상어풍자위간풍(以春甲乙傷於風者爲肝風), 이하병정상어풍자위심풍(以夏丙丁傷於風者爲心風), 이계하무기상어사자위비풍(以季夏戊己傷於邪者爲脾風), 이추경신중어사자위폐풍(以秋庚辛中於邪者爲肺風), 이동임계중어사자위신풍(以冬壬癸中於邪者爲腎風)."이란 구절이 있다. 해석하자면, "봄의 계절에 갑을(甲乙) 일은 모두 목(木)에 속한다. 만약 갑을(甲乙) 일에 풍사(風邪)가 침입하여 병이 든다면, 이를 간풍(肝風)이라 한다. 여름에 병정(丙丁) 일은 오행으로 화(火)에 속한다. 만약 여름철 병정(丙丁) 일에 풍사(風邪)로 병이 들면, 이를 이름해서 심풍(心風)이라 한다. 장하(長夏)의 계절에는 무기(戊己)일에 풍사(風邪)로 인해 병이 생기면, 비풍(脾風)이라 이름한다. 가을날 경신(庚辛)일은 모두 폐금(肺金)에 속한다. 만약 가을철 경신(庚辛) 일에 풍사(風邪)로 인해 병이 생기면, 폐풍(肺風)이라 이름한다. 겨울철 임계(壬癸) 일은 신수(腎水)에 속하므로 풍사로 인해 병이 들면 신풍(腎風)이라 이름한다."라는 뜻이다.

이처럼 풍사(風邪)는 이르지 않는 곳이 없다. 그래서 '풍위백병지장(風爲百病之長)'이라고 했다.

기의학(氣醫學)에서는 구안와사(口眼喎斜) 등 얼굴 부위에 풍사(風邪)로 인해 병증(病症)이 있을 때는, 육십갑자(六十甲子) 중 을미(乙未)에 해당하므로 수(數)로 환원하면 '4500'이 된다. 간양(肝陽)이 성(盛)하여 병증(病症)이 된 것은 을사(乙巳)로 수로 환원하면 '4528'을 사용하고, 간혈휴허(肝血虧虛)로 인해서 혈허생풍(血虛生風)의 병증(病症)이 있으면 을묘(乙卯)를 수로 환원해서 '4582'의 수(數)를 사용해서 수련하면 좋은 효과를 경험할 수가 있다.

15. 제병유성, 고지여고, 개속어열
   (諸病有聲, 鼓之如鼓, 皆屬於熱)

　무릇 복부(腹部)가 창만(脹滿)하고 장(腸)에서 소리가 나며 두드려 진단해 보면 마치 북을 치는 소리가 나는 병증(病症)은 원인이 모두 열(熱)에 속한다.
　'고지여고(鼓之如鼓)'에서 앞의 '고자(鼓字)'는 '두드려 본다.'라는 뜻이고, 뒤에 있는 '고자(鼓字)'는 '복부를 두드려 병을 진단할 때 마치 북을 치는 것과 같은 소리가 나는 것'을 형용한 것이다.
　이러한 병증(病症)의 원인은 대부분 음식부절(飮食不節), 폭음폭식(暴飮暴食) 그리고 육식(肉食) 등 기름진 음식을 과도하게 섭취한 결과, 소화가 순조롭게 되지 못하고 소화기관 내부에서 사열(邪熱)이 발생해서 소화기관에 화끈거리는 작열(灼熱)감과 기운이 울체되어 소화가 안 되고 복부에 창만(脹滿)을 초래하게 된다. 장에서 소리가 나면서 설사를 하기도 한다. 임상에서 주의해야 할 것은, 열증(熱症)에서만 있는 게 아니고 한증(寒症)이나 허증(虛症)에서도 이러한 증상들이 있다는 것이다. 다만 복부에서 소리가 나고 두드려 보면 북소리와 같은 소리가 나는 증상은 대부분 열증(熱症)이 많다는 것뿐이다.
　「영추(靈樞)」「수창편(水脹篇)」에, "한기객어피부지간(寒氣客於皮膚之間), 공공연불견(䯱䯱然不堅), 복대(腹大), 신진종(身盡腫)." 이란 내용이 있다. "부창(膚脹)과 같은 이런 종류의 병증은 한사(寒邪)가 피부의 사이에 침입해 일어나는 것이다. 두드리면 소리가 나는데, 복부가 창만(脹滿)해져 크게 되어있고, 온몸에 부종이 있다." 여기서 '공공연(鼕鼕然)'이란 말의 뜻은, 두드려 보았을 때 가운데가 북처럼 속이 빈듯한 소리가 나는 것을 형용한 말이다. 『집운(集韻)』「동운(東韻)」에, "'공'은 '고성(鼓聲)'이다."라고 했다.

또한 「영추(靈樞)」 「사전편(師傳篇)」을 보면, "위중한즉복창(胃中寒則腹脹), 위중한즉손설(胃中寒則飱泄), 위중한장중열즉창이차설(胃中寒腸中熱則脹而且泄), 위중열장한즉질기(胃中熱腸中寒則疾饑), 소복통창(小腹痛脹)."이란 내용이 나온다. "위(胃)에 한사(寒邪)가 성하면 복부(腹部)가 창만(脹滿)해지고 대장 가운데 한사(寒邪)가 있으면 장에서 소리가 나고 설사를 하게 된다. 만일 위(胃) 가운데 한사(寒邪)가 있고 장(腸)에 열사(熱邪)가 있으면, 복부가 창만(脹滿)하고 설사하게 된다. 위(胃) 중에 열(熱)이 있고 장(腸) 중에 한사(寒邪)가 있으면, 쉽게 배가 고프고 아랫배가 당기면서 창통(脹痛)이 있게 된다."라는 내용이다.

이런 내용을 보면 한증(寒症)에서도 복부에서 소리가 나고 창만(脹滿)한 증상과 두드리면 북소리가 나는 등의 증상이 있다는 걸 알 수 있다.

우리 기의학(氣醫學)에서는 한증(寒症)에서 오는 장명(腸鳴)과 복부창만(腹部脹滿)의 경우에는 비장(脾臟)에 한습(寒濕)의 사기(邪氣)가 침범한 것으로 보아 육십갑자(六十甲子) 중에서 기축(己丑)의 사기(邪氣)로 보아 치료를 한다. 수(數)로 환산하면 '8100' 이다.

열(熱)로 인한 병증(病症)은 기사(己巳)로 보아 치료를 한다. 수

(數)로 환산하면 '8128'이 된다. 임상을 통해서 좋은 효과를 나타냈다.

비장경락에 이러한 사기(邪氣)가 침범했을 때 머리 부분에서도 불편한 증상이 나타났는데, 이러한 사기(邪氣)들을 정화(淨化)하고 나면 머리 부분의 통증이나 맑지 못한 혼몽한 느낌까지도 깨끗하게 없어지는 것을 경험할 수가 있다.

위장(胃腸)의 열증(熱症)으로 복부가 팽만하고 장명(腸鳴)이 있으면 육십갑자(六十甲子) 중에 무오(戊午)의 사기(邪氣)에 해당하므로 수(數)로 환원하면 '7273'이 된다. 그리고 위장이 조열(燥熱)하여 통증이 오면 무술(戊戌)에 해당하므로 '7255'의 수(數)를 사용하면 좋은 효과를 경험할 수가 있다.

16. 제병부종, 동산경해, 개속어화
(諸病腑腫, 疼酸驚駭, 皆屬於火)

국부(局部)적인 염증이나 종기 등 홍종(紅腫)으로 인한 극렬한 통증 때문에 자다가 놀라 깨는 것은 모두 화(火) 속하는 병증이다.
'부종(腑腫)'에는 두 가지 뜻이 있는데 발등이 붓는 족종(足腫)과 전신의 부종(浮腫)이 있다. 여기서는 당연히 국부의 염증이나 종기 부스럼 등 외과적 질환으로 인한 아픈 통증을 말한다. 화(火)의 사기(邪氣)로 인한 전신의 부종은 임상(臨床)에서 거의 보이지 않는다. 또한, 전신부종과 통증으로 놀래는 등의 증상은 동시에 나타나는 것은 별로 없다. 그러므로, 여기에서의 부종(腑腫)은 단지 국부(局部)의 염증으로 인해 홍종(紅腫)과 열통(熱痛)으로 아픈 나머지 잠에서 놀라 깨어남을 말하는 것이라고 이해하면 되겠다.

앞 대목에서 나온 '제통양창(諸痛痒瘡), 개속어심(皆屬於心)'의 병증과 같은 종류로 보면 확실하게 알 것 같다.

화(火)의 사기(邪氣)로 인한 양증(陽症)은 대부분 국부(局部)가 벌겋게 부어 있거나 화끈거리고 아파서 잠을 제대로 자지 못하는 특징을 보인다. 병인(病因)은 습열(濕熱), 화독(火毒), 풍열(風熱) 등으로 생긴 것이다. 이러한 병증(病症)은 청열사화(淸熱瀉火)의 방제를 쓰면 된다.

헌데, 부종(腑腫)의 병증(病症)에도 화(火)에 속하지 않는 병(病)들이 있다. 풍한습(風寒濕)으로 인한 각종의 마비증이나 심장병으로 인해 사지(四肢)가 붓거나, 또한 신장병(腎臟病)으로 인해 얼굴이나 손발이 붓고, 통풍(痛風)으로 인한 아리고 쑤시는 것 등은 모두 화(火)에 속하지 않는다.

이런 연유로 병을 치료하고 사람을 구해줌에 있어서는, 상(象)을 잘 파악해서 수(數)를 알아내어 자연의 섭리대로 적용하면 간단히 해결할 수가 있는 것이다. 임상(臨床)에서 흔히 볼 수 있는 통풍(痛風)이나 각기(脚氣) 그리고 각종 비증(痺症)에는 부종(腑腫)이나 극렬한 통증 등을 수반하는데, 잘못 치료하여 효과를 보지 못하면 병은 치료되지 않고 시간만 끌게 된다. 이럴 때는 상용(常用)하는 방제(方劑) 가운데 계명산(鷄鳴散)을 기초방(基礎方)으로 해서 증상에 따라 가감해서 쓰게 되면 좋은 효과를 볼 수가 있다.

계명산(鷄鳴散)은 일곱 가지의 약으로 조성(組成)되어있다. 자소엽(紫蘇葉), 오수유(吳茱萸), 길경(桔梗), 목과(木瓜), 귤피(橘皮), 빈랑(檳榔), 생강(生薑)으로 '행기통락(行氣通絡)', '온화한습(溫化寒濕)'의 효능이 있다. 다리가 붓고 힘이 없는 것을 치료하고, 한습(寒濕)으로 인한 각기(脚氣), 지체(肢體)가 마비되는 냉통(冷痛)으로 행동이 불편한 것을 치료해 준다.

이러한 증상이 있으면서 기허(氣虛)이면 인삼(人蔘), 백출(白朮), 복령(茯苓), 자감초(炙甘草) 등으로 조성(組成)된 사군자탕(四君子湯)을 가미해 쓰고, 혈허(血虛)이면 숙지황(熟地黃), 당귀(當歸), 백작약(白芍藥), 천궁(川芎) 등으로 조성(組成)된 사물탕(四物湯)을 가미하면 된다. 실증(實症)이면서 수기(水氣)가 운행(運行)되지 않으면 상백피(桑白皮), 진피(陳皮), 복령피(茯苓皮), 생강피(生薑皮), 대복피(大腹皮) 등 다섯 가지 약으로 조성(組成)된 오피산(五皮散)을 가미하면 된다.

이수소종(利水消腫)과 행기운비(行氣運脾) 하는 효능이 있어 '피수완복창만(皮水脘腹脹滿)', '전신면목부종(全身面目浮腫)', '소변불리(小便不利)', '지체침중(肢體沉重)' 등을 치료한다.

만약 화(火)가 심하면, 황련(黃連), 황금(黃芩), 황백(黃柏)을 쓰면 좋은 효과를 볼 수 있다. 또한 통풍(痛風)이나 비증(痺症)으로 다리에 홍종(紅腫)이 있으면 창출(蒼朮), 황백(黃柏)을 가미하면 좋은 효과를 볼 수가 있다. 이러한 방법은 모두 현재 전통의학에서 치료하는 것을 소개한 것이다.

기의학(氣醫學)에서는 염증성 질환의 부종일 때는 육십갑자(六十甲子)에서 기사(己巳)에 해당하는 사기(邪氣)이므로 '8128'의 수(數)를 이용해서 치료하고, 통풍(痛風)을 치료하려면 을축(乙丑)과 을묘(乙卯)의 두 가지 사기(邪氣)가 섞여 있는 것으로 '4500', '4582'의 수(數)를 이용하고, 한습(寒濕)의 사기(邪氣)로 인해 수기(水氣)가 운행되지 못해 부종(浮腫)이 있으면 계축(癸丑)의 사기(邪氣)에 속하므로 '6300'의 수(數)를 사용하면 치료된다. 질병을 유발하는 원인인 사기(邪氣)만 정화(淨化)해서 없애면 신체의 기능은 저절로 회복되어 건강을 찾게 되는 것이다.

17. 제전반려, 수액혼탁, 개속어열
(諸轉反戾, 水液混濁, 皆屬於熱)

무릇 근맥(筋脈)이 굽고 오그라들어 뒤틀려져 있고 체외(體外)로 혼탁(混濁)한 수액(水液)을 배출하는 병증(病症)은 모두 열사(熱邪)에 속한다.

제전반려(諸轉反戾)의 '반(反)'자의 뜻은 '각궁반장(角弓反張)'으로 몸이 뒤틀려 뒤집혀 있는 상태를 말하고, '려(戾) 자'는 '어그러질 려'로 근맥이 굽고 오그라들어 틀어져 있는 것을 형용한 것이다. 이를 두고 '구련(拘攣)'이라고도 표현하는데, '구련(拘攣)'이란 뜻은 수족이 굽고 오그라져 마음대로 쓰지 못하는 병을 말한다. 또한, 혹자는 전반려(轉反戾)가 전근지변(轉筋之變)이라고

도 한다. 전근(轉筋)과 구련(拘攣)은 자못 같은 것 같지만 확실히 차이가 있다. 구련(拘攣)은 신체 어느 곳이나 나타날 수 있는 증상이지만, 전근(轉筋)의 증상은 대부분 양쪽 다리에서 일어난다. 전근(轉筋)이란 병증(病症)은 대부분 열사(熱邪)의 침범으로 인해 토사곽란(吐瀉癨亂)이 일어나고, 그 영향으로 비위(脾胃)의 토(土)가 쇠약해져 간목(肝木)이 상대적으로 강해져서, 열사(熱邪)가 근맥(筋脈)이 유양(濡養) 되는 것을 막아 메마르게 하므로 생기는 병증이다. 장딴지에 경련이나 쥐가 나는 증상이 바로 전근(轉筋)이란 병증에 속한다.

'수액혼탁(水液混濁)'이란 말은 인체 내에서 신진대사로 체외로 배출하는 수액에는 땀, 소변, 콧물, 타액 등 여러 가지가 있는데, 여기서는 소변이 혼탁한 것을 뜻한다. 소변이 혼탁하게 나오는 것은, 열사(熱邪)로 인해 인체 내의 진액(津液)을 뜨겁게 한 결과로 색깔이 짙고 혼탁한 것이다. 소변이 혼탁한 병증에도 열(熱)로 인한 것이 아닌 것도 있다. 과도한 정사(情事)로 인해 신장(腎臟)을 상하게 했다든지 쓸데없는 걱정이나 많은 생각들로 인해 비장(脾臟)을 상하게 해도 소변이 혼탁하게 나올 때가 있다.

만약 환자가 중기(中氣)가 부족하여 비장이 허(虛)해서 얼굴에 핏기가 없고 몸이 무겁고 피곤함을 많이 느끼는 병증(病症)은 익기승양(益氣昇揚), 조보비위(調補脾胃)의 효능이 있는 황기(黃芪), 백출(白朮), 인삼(人蔘), 진피(陳皮), 자감초(炙甘草), 승마(升麻), 시호(柴胡), 당귀(當歸)로 조성(組成)된 보중익기탕(補中益氣湯) 방제를 가감해서 쓰면 된다.

기의학(氣醫學)에서는 전반려(轉反戾)의 병증(病症)으로 근맥이 오그라들고 뒤틀어졌을 때는 열증(熱症)으로 인한 병증에는 을사(乙巳)를 사용한다. 수(數)로 환원하면 '4528'이 된다. 습열(濕熱)로 인한 병증일 때는 을미(乙未)를 사용하면 된다. 수(數)로 환원시키면 '4500'이 된다. 소변혼탁의 병증에서 열증에는 계사(癸巳)를 사용한다. 수(數)로 환원시키면 '6328'이 된다. 습열(濕熱)로 인한 병증으로 소변이 혼탁하면 계미(癸未)를 사용해서 수(數)로 만들면 '6300'이 된다. 이를 이용해서 사기(邪氣)를 정화하면 좋은 효과를 볼 수가 있다.

과다한 정사로 인해 신장(腎臟)이 상(傷)해서 소변이 혼탁하면 대부분이 한습(寒濕)과 음허(陰虛)로 인한 병증이다. 한습에는 계축(癸丑)을 사용한다. 수(數)로 환원하면 '6300'이 된다. 음허(陰虛)인 병증에는 계사(癸巳)인 '6328'을 사용한다. 이 경우가 아닌 한증(寒症)으로 인한 것은 계해(癸亥)를 사용하면 된다. 수(數)로 환원하면 '6364'가 된다. 남성들의 고질병인 전립선비대도 계축(癸丑)을 사용하면 되고, 빈뇨가 있을 때는 계유(癸酉)를 사용하면 된다. 계유(癸酉)를 수(數)로 환원시키면 '6346'이 된다. 오행으로 수(水)에 속하는 신장(腎臟)과 방광(膀胱)은 오행으로 목(木)에 해당하는 간장(肝臟)과 담(膽)하고는 상생의 관계에 있다. 수(水)가 목(木)을 생(生) 하니 수(水)는 모(母)가 되고 목(木)은 자(子)가 되는 셈이다. 이러한 이치를 알고 수(數)를 염(念)하다 보면 우주 공간에 있는 같은 기운의 공명음을 일으켜 사기를 정화함으로써 내 몸은 건강을 회복하게 된다.

18. 제구토산, 폭주하박, 개속어열
(諸嘔吐散, 暴注下迫, 皆屬於熱)

무릇 구토를 하면서 신물이 올라오고 기세가 매우 급박하게 설사를 하는데도 변을 보고 나면 시원하지 않고 뒤가 묵직한 증상은 모두 열증(熱症)에 속한다.

이곳에서 '구자(嘔字)'는 토(吐)하고 싶은 모양을 형용한 것이다. 토산(吐酸)이란 뜻은 신물(酸水산수)을 토하는 것을 말한다. 일반적으로 소리는 나지만 토(吐)하는 내용물이 없는 것을 '구(嘔)'라 하고, 토해내는 음식물은 있지만, 소리가 없는 것을 '토(吐)'라고 분류하지만, 토해내는 음식물도 있고 소리도 나는 것을 통칭해서 '구토(嘔吐)'라고 한다. '폭주(暴注)'는 기세가 급박하고 빠르게 나오는 것이 설사(泄瀉)를 말한다. '하박(下迫)'은 이급(裏急)·후중(後重)으로 속이 급하고 설사를 하고 나도 개운하지 않고 뒤가 무거운 증상을 말한다. 구토(嘔吐)하면서 설사를 하는 것은 임상에서 흔히 볼 수 있는 병증(病症)이다. 구토만 할 수도 있고 설사만 하기도 하고 둘 다 동시에 발생할 수도 있는 병증이다.

이러한 병증(病症)의 발병 원인은 비교적 복잡하다. 이곳에서는 단지 열증(熱症)에 의한 것만 말해 놓았다. 허나 허(虛)와 실(實) 한(寒)과 열(熱) 모두 다 이러한 병증(病症)이 올 수 있다. 위(胃)는 입에서 음식물을 저작한 후 식도를 거쳐 들어오면 수납해서 음식물을 부숙(腐熟) 하는 임무를 수행한다. 조화롭게 기운을 내리는 것을 순(順)으로 한다. 한데, 만약 사열(邪熱)이 위(胃)를 침범하든지 해서 음식물이 위완(胃脘)에 머물러 열이 된다든지 간경(肝經)의 화(火)가 위(胃)를 침범하면, 이 모두 위기(胃氣)가 상역(上逆) 하여 구토(嘔吐)를 유발한다. 열사(熱邪)로 인해 구토가 일어나면 대부분 복통을 수반한다. 또한, 갈증을 느껴 냉수를 마시길 좋아하고 구토한 음식 찌꺼기가 썩는 냄새와 같은 악취를 풍긴다. 이러한 병증은 거의 간화범위(肝火犯胃)로 인해서 일어난다. 정서적인 요인도 많은 영향을 초래해서 스트레스 등으로 간기(肝氣)가 울체하면 울체한 기운이 쌓여 열(熱)로 변화되어 위(胃)를 침범하니 위 부위에서는 화끈거리는 소작감(燒灼感)을 느끼고 신물을 토하게 되는 것이다.

이럴 때는 청간사화(淸肝瀉火), 강역지구(降逆止嘔)의 효능이 있는 황련(黃連), 오수유(吳茱萸) 등의 약재를 가감해서 사용하면 좋은 효과를 본다. 황련(黃連), 오수유(吳茱萸)에 백작약(白芍藥)을 더하면 무기환(戊己丸)이 되는데, 이 또한 간 기운을 소통시키고 비장을 조화롭게 돌리는 효능이 있어 간비불화(肝脾不和), 위통탄산(胃痛吞酸), 복통설사(腹痛泄瀉) 및 열로 인한 설사, 열로 인한 이질 등을 치료한다. 앞서 언급했듯이, 열증이 아닌 허증(虛症)과 한증(寒症)에서도 구토산수(嘔吐酸水)의 병증이 있다. 간위허한(肝胃虛寒)한 증세로 신물을 토하고 두통을 수반한다. 이럴 때는 건강(乾薑), 인삼(人蔘), 백출(白朮), 자감초(炙甘草) 등의 약재를 써서 온중(溫中)해서 한기(寒氣)를 몰아내고 보기건비(補氣健脾)를 해주면 치료가 된다.

또한, 두통은 없는데 위산(胃酸)을 올리는 경우가 있는데 이는 비위(脾胃)가 허한(虛寒)해서 간(肝)이 실(實)해져 간목(肝木)이 비위(脾胃)인 토(土)를 업신여겨 목극토(木剋土)를 한 결과이다. 현대의학에서 위염이 이에 속한다. 일반적으로 만성위염으로 위벽(胃壁)이 두꺼워져 있고 심지어는 위벽이 부어 있다. 또, 이러한 병증(病症)과 대응되는 병증(病症)으로 위축성위염(萎縮性胃炎)이 있다. 위 부위의 점막이 위축되어 있다. 이 또한 위통(胃痛)이 있는데 신물은 토하지 않는다. 만성위염(慢性胃炎)에 화끈거리는 소작감(燒灼感)이 있으면 이미 세균에 감염이 되었다는 표시이므로 연리탕(連理湯)9)을 사용하면 된다.

　우리 기의학(氣醫學)에서는 간화범위(肝火犯胃)의 병증(病症)에는 을사(乙巳)를 사용하고 이를 수(數)로 환원하면 '4528'이 된다. 간비허한(肝脾虛寒)으로 인한 병증(病症)에는 을해(乙亥)를 사용해서 수(數)로 환원하면 '4564'가 된다. 위벽이 두꺼워지고 부어 있는 위염에는 무인(戊寅)을 사용하고 위축성위염에는 무술(戊戌)을 사용하면 좋은 효과를 경험할 수가 있다. 수(數)로 환원하면 무인(戊寅)은 '7237'이고 무술(戊戌)은 '7255'가 된다.

---

9)　연리탕은 건강(乾薑), 인삼, 백출, 자감초로 조성된 이중환(理中丸)에 황련을 가미한 것. 비위허한(脾胃虛寒), 구토산수(嘔吐酸水)를 치료한다.

19. 제병수액, 징철청랭, 개속어한
(諸病水液, 澄澈淸冷, 皆屬於寒)

무릇 체외(體外)로 배출하는 수액(水液)이 청랭(淸冷)한 병증(病症)은 모두 한(寒)으로 인한 것이다. 수액(水液)은 인체 밖으로 배출하는 침, 가래, 콧물, 소변, 땀 등 인체의 신진대사로 인해 몸 밖으로 배출되는 모든 것을 총칭한다.

'징철청랭(澄澈淸冷)'의 뜻은 인체 밖으로 배출하는 수액의 상태가 맑고 연해져서 한랭(寒冷)한 기운을 띠고 있는 것을 말한다. 인체 진액(津液)의 대사(代射) 작용은 양기(陽氣)의 따뜻함과 증화(蒸化) 추동(推動)시키는 작용과 밀접한 관계가 있다. 만약 양기(陽氣)가 허(虛)하고 쇠약해지면, 한기(寒氣)가 인체 안으로부터 생겨 나오게 된다. 인체가 외부의 자연환경으로부터 한사(寒邪)의 손상을 입든지 아니면 안으로 양기(陽氣)가 한사(寒邪)의 손상을 입든지 하면, 둘 다 모두 양기(陽氣)가 정상적으로 인체 내에서 온화작용(溫化作用)을 발휘하지 못한다.

이런 연유로 체외(體外)로 배출하는 수액(水液)이 맑고 연하면서 한랭한 기운을 띠게 되는 것이다. 임상에서 변증할 때 배출하는 수액이 맑고 연하면서 한랭한 기운을 띠고 있으면, 한증(寒症)으로 변별(辨別)할 수 있는 중요한 표시가 된다.

풍한(風寒)의 사기(邪氣)가 폐(肺)에 침범했다면, 가래가 맑고 코에서는 맑은 콧물이 흐른다. 만일 위(胃)에 한사(寒邪)가 침범했다면 맑은 물을 토해낸다. 비장(脾臟)과 신장(腎臟)의 양기(陽

氣)가 허(虛)하면 화(火)가 토(土)를 따뜻하게 온화(溫化)를 못해서, 대변을 볼 때 흔히 소화가 덜 된 곡물의 찌꺼기를 볼 수가 있다. 이를 '완곡불화(完谷不化)'라고 한다. 또한, 소변이 맑으면서 양이 많다. 신장(腎臟)이 양허(陽虛)일 때는, 여자는 나오는 대하(帶下)가 맑고 묽으며 남자는 정액(精液)이 아주 청랭(淸冷)하다. 이 모두 불임(不姙)의 가능성이 크다. 자연에 비유하자면, 가을과 겨울의 계절은 날씨가 서늘하고 춥기 때문에 반드시 물이 맑다. 허나, 봄을 지나 여름으로 가까이 갈수록 물은 따뜻해져 부유물이 생기면서 물이 점점 탁해진다. 이러한 자연의 현상을 특징으로 변별(辨別)해서, 추동(秋冬)의 계절에 한밤중이나 새벽에 태어난 사람들은 머리가 명석하다고 보는 것이다. 상대적으로 여름철 한낮인 오시(午時)나 미시(未時)에는 물이 제일 탁하고 부유물이 제일 많을 때이므로 이때 태어난 사람들은 머리가 맑지 못하고 생각이 많다. 이러한 자연의 이치를 따라 명리(命理)에서 그대로 간명(看命)을 할 때 적용을 하고 있다. 열증(熱症)일 때는 인체에서 배출되는 수액(水液)이 혼탁하고 한증(寒症)일 때는 청랭(淸冷)한 것을 배출하게 되는 것은, 자연의 이치가 그러한 것이다. 만약 풍한(風寒)의 사기(邪氣)가 폐로 침범을 해서 감기에 걸리면 맑은 콧물이 흐르고 코가 막히기도 한다. 이럴 때는 신온산한(辛溫散寒) 하는 효능이 있는 약재를 사용해서 치료한다.

　위(胃)에 한사(寒邪)가 들면 이중탕(理中湯)을 가감해서 쓰면 치료된다. 간경(肝經)에 한사(寒邪)가 침범해 아랫배가 당기고 아픈 통증과 냉통(冷痛)이 수반하면 온간축한(溫肝逐寒)과 행기지통(行氣止痛)의 효능이 있는 복령(茯苓), 당귀(當歸), 구기자(枸杞子), 오약(烏藥), 육계(肉桂), 침향(沉香), 소회향(小茴香), 생강(生薑) 등 팔미(八味)의 약을 써서 치료하면 된다.

  소복부(小腹部)의 냉통(冷痛)과 고환이 아픈 통증이 있을 때도 사용한다. 간경락(肝經絡)이 고환 부위를 환요해서 돌아나가기 때문이다. 만약 신장(腎臟)에 한사(寒邪)가 침범해서 병증(病症)이 생겼다면, 신양부족(腎陽不足)으로 하반신 쪽이 항상 차가운 느낌이 있다. 소변이 잘 안 나올 때가 있고 혹은 반대로 소변의 양이 너무 많을 때도 있다. 맥상(脈象)은 척맥(尺脈)이 침세(沉細)하고 설태(舌苔)는 엷으면서 흰색이다. 그리고 혓바닥이 커져 있다. 이러한 병증(病症)에서는 신기환(腎氣丸), 우귀음(右歸飲)을 사용해서 치료한다.

  기의학(氣醫學)에서는 폐(肺)에 한사(寒邪)가 들면 육십갑자(六十甲子) 중 신해(辛亥)를 사용해서 '2764'의 수(數)를 수련표로 만들어 치료한다. 그리고 한습(寒濕)으로 인한 병증(病症)이면 신축(辛丑)을 사용한다. 수(數)로 환원시키면 '2700'이 된다.

  간경맥(肝經脈)에 한사(寒邪)가 들면 을해(乙亥)와 을축(乙丑)을 사용한다. 수(數)로 환원하면 을해(乙亥)는 '4564'이고 을축(乙丑)은 '4500'이 된다.

  위(胃)에 한사(寒邪)가 침범해서 일어난 병증에는 무자(戊子)를 사용한다. 수(數)는 '7219'가 된다.

  신장(腎臟) 경락에 한사(寒邪)가 침범해서 병증(病症)이 생기면 계해(癸亥)와 계축(癸丑)을 사용한다. 수(數)로 환원하면 계해(癸

亥)는 '6364', 계축(癸丑)은 '6300'이다.

　짜인 수련표 대로 정좌해서 수련하고 나면, 전신에 침범해 들어왔던 사기는 깨끗이 정화되어 불편하던 신체 각 부위는 정상으로 회복되어 활기 넘치는 몸이 되어있음을 알게 될 것이다.

　이것으로 「소문(素問)」「지진요대론(至眞要大論)」에 실린 병인(病因)을 논술한 병기(病機) 십구조(十九條)를 전부 설명했다.

　본편(本篇)에서 말하길 질병의 발생은 전부 풍(風), 한(寒), 서(暑), 습(濕), 조(燥), 화(火) 육기의 기화(氣化)와 변화(變化)로 조성된다고 했다.

　이런 까닭으로 육기(六氣)의 변화규율을 잘 파악하고 있다면 병(病)을 진단함이 아주 정확하게 될 것이다. 한데 병인(病因)을 논술한 열아홉 조문 가운데 조(燥)에 관한 내용이 없어서 후대(後代)에 와서 유하간(劉河間)은 「소문(素問)」에서 탈간(脫簡)이 있다고 봤다. 해서 한 조목(條目)을 더 보충했다.

　'제삽고학(諸澁枯涸), 건경군게(乾勁皴揭), 개속어조(皆屬於燥)'란 조목(條目)을 넣어서 모두 이십조문(二十條文)을 만들어서 육기(六氣) 가운데 빠진 조(燥)를 보충해서 임상에 활용하여 범위를 확대하였다. 하지만, 십구조문(十九條文)이든 이십조문(二十條文)이든 대략적인 개요를 밝혀 놓은 것이지 모든 병인(病因)을 논술한 것은 아니다.

　이십조문(二十條文)의 병인(病因)을 습득하다 보면, 병증(病症)에 대해 논리적으로 변증(變症)을 할 방법을 알게 될 것이다. 인체(人體) 본래가 태극(太極)을 갖추고 있고, 오장육부(五臟六腑)

마다 태극이 갖추어져 있다. 인체에 침입한 사기(邪氣)를 잘 읽어내어 그 기운을 정화(淨化)해서 본래의 태극(太極)으로 회복시키면 병은 저절로 없어지는 것이다.

지금까지 병기(病機) 20조문(二十條文)의 내용은
『백화통해황제내경(白话通解黄帝内经)』
『정씨집험묘방가결(程氏集验妙方歌诀)』
『임상상용방제가결(臨床常用方劑歌訣)』
『의도영원(醫道靈源)』이란 책에서 참조 혹은 인용했다.

20. 제삽고학, 건경군게, 개속어조
(諸澁枯涸, 乾勁皴揭, 皆屬於燥)

'삽자(澁字)'는 자전(字典)에 보면 통하지 않고 막혔다는 뜻으로 '껄끄러울 삽', '막힐 삽', '떫을 삽(맛이 떫음)'으로 되어있다. 원뜻은 발이 얽히는 모양에서 '지체하다'라는 뜻이다. 여기에서는 '삽체(澁滯)'란 뜻으로 막혀서 통하지 못한 상태를 말한다. '고(枯)'는 진액(津液)이 적게 되어 피부가 윤택하지 못하고 말라버린 상태를 말한다. '학(涸)'은 '후'로도 발음이 되는데 '마르다' 또는 '말린다'라는 뜻이다. 원의(原意)는 단류지소계(斷流之小溪) 계곡물이 말라서 흐름을 멈췄다는 뜻이다. 여기에서 뜻하는 것은 배출하는 소변량이 적어졌거나 소변이 없는 증상을 말한다. '건경(乾勁)'은 근맥(筋脈)이 자양(滋養)함을 받지 못해 부드럽지 못하고 뻣뻣하게 몸이 굳은 상태를 말한 것이다. '군(皸)'은 틀 군으로 추위로 피부가 건조하고 터서 갈라진 상태를 말한다. '게(揭)'는 '들다(높이 듦)', '걸다(게시함)', '걸 게(옷의 아랫도리를 걸음)'의 뜻으로 여기에서는 피부가 건조해서 들고일어난 상태를 뜻한다.

윗글에서 설명한 이러한 증상(症狀)들은 모두 조(燥)에 속한다. 조증(燥證)에는 내조(內燥)와 외조(外燥)가 있다. 외조(外燥)는 대부분 가을철에 발생하고 혹은 날씨가 가뭄이 계속되어 매우 건조한 계절이나 지역 사람에게 생긴다.

조증(燥證)이 오면 구갈심번(口渴心煩), 비인건조(鼻咽乾燥), 건해소담(乾咳少痰), 뇨소(尿少), 변비(便祕) 등 진액이 부족한 상태를 보인다.

내조(內燥)는 대부분 진액의 소모가 많거나 손상된 것을 말한다. 땀을 심하게 흘렸다든지 토(吐)했다든지 혹은 병든 상태가 오래되어 정혈(精血)이 빼앗겨 부족한 상태가 되어도 일어나는 증상이다. 그리고 평소에 신온향조(辛溫香燥)의 식품이나 조미료를 과다하게 섭취해도 생길 수가 있다. 내조(內燥)로 인한 증상에는 대부분 구인건조(口咽乾燥)하고 피부가 매끄럽지 못하고 건조하며 주름이 많이 생긴다. 또한, 모발도 건조하고 윤기를 잃는다. 몸은 마르고 수척한 모양이다. 대변도 진액이 부족해 건조하고 딱딱해서 변을 보기가 힘이 든다. 이러한 증상들은 모두 진액이 손상되고 혈(血)이 부족한 상태를 뜻한다. 임상에서는 이를 두고 진휴(津虧), 혈조(血燥)라고 표현한다.

외조(外燥)는 병증(病症)이 대부분 폐(肺)에 많이 일어난다. 상용(常用)하는 처방으로는 상행탕(桑杏湯), 청조구폐탕(淸燥救肺湯)이 있다. 이를 복용하면 청폐윤조(淸肺潤燥) 하는 효능이 있다.

내조(內燥)로 인한 병증(病症)은 범위가 넓다. 만일 대장(大腸)에 있으면 증액탕(增液湯), 마자인환(麻子仁丸)으로 윤장통변(潤腸通便)하게 한다. 위(胃)에 있으면 익위탕(益胃湯)을 써서 자양위음(滋養胃陰)하게 한다. 또한 혈허(血虛)로 인해 내조(內燥)가 일어나면 사물탕(四物湯)이나 혈(血)을 보(補)하는 약을 쓰면 된다. 원래 십구조문(十九條文)에서 유하간(劉河間)이 지금 논술한 이 조문(條文)을 더 보충해서 이십조문(二十條文)이 되었다. 보충한 이 조문은 임상에서 비교적 실용 가치가 높다고 할 수 있다.

기의학(氣醫學)에서는 폐(肺)에 조(燥)의 사기(邪氣)가 침범하면 신유(辛酉)를 사용해서 수(數)로 환원하면 '2746'이 된다. 이를 수련해서 사기를 정화(淨化)하고 나면 인후(咽喉)의 막히고 불편한 증상들이 없어짐을 경험할 수 있다. 대장에 조증(燥症)의 사기(邪氣)가 있으면 경술(庚戌)을 사용해서 '1855'의 수(數)를 얻을 수 있다. 위(胃)에 조증이 있다면 무술(戊戌)을 사용해 '7255'의 수(數)를 수련하면 좋은 효과를 득할 수가 있다. 명리(命理)에서 술토(戌土)는 가을에서 겨울로 넘어가는 환절기이고 또한 화고(火庫)이기도 하다. 이러한 까닭으로 양명조금(陽明燥金)의 기운을 읽어낼 수가 있다. 자연의 이치가 그러한 것이다.

제3장
내인(內因)으로 인한 병증(病症)의 이해

앞서 설명한 풍(風), 한(寒), 서(暑), 습(濕), 조(燥), 화(火) 육기(六氣)에 의해 발생하는 병인(病因)을 '외인(外因)'이라고 한다. 이외 정서적인 자극이나 변화로 병(病)이 발생할 수 있는데, 이를 '내인(內因)'이라고 한다. 내인(內因)에는 칠정(七情)이 있다. 희(喜), 노(怒), 우(憂), 사(思), 비(悲), 공(恐), 경(驚) 이렇게 일곱 종류로 구분한 정신적인 감정 활동을 말한다.

'희(喜)'는 심기(心氣)에 속한다. 기쁘고 즐거워서 너무 과도하게 웃으면 심기(心氣)가 상하게 된다. 심(心)은 정신을 갈무리하는 곳으로써 희락(喜樂)이 지나치면 신기(神氣)가 흩어져 없어진다. 이런 까닭으로 심기(心氣)를 상한다고 한 것이다.

'성냄(怒)'은 간기(肝氣)에 속한다. 화를 내는 것이 지나치면 간(肝)을 상하게 된다. 노(怒)는 화를 내는 것이 격하여 기(氣)가 상충(上衝)하여 화(火)가 폭발한 것이다. 간(肝)은 본래 강건(强健)하면서 성질은 부드럽게 조화를 이루면서 서서히 펴져 나가는 것을 좋아한다. 간음(肝陰)이 부족하면 간양(肝陽)이 더욱 왕성해져 쉽게 화를 폭발한다.

'우(憂)'는 폐기(肺氣)에 속한다. 걱정이나 우울함이 지나치면 폐기를 상하게 된다. 감정이 침울하면 기(氣)가 울체하여 통하지 않는다. 기의 흐름이 원활하지 못하니 폐기(肺氣)가 상하게 되는 것이다. 이와 동시에 모장(母臟)인 비장(脾臟)에도 영향을 주어 소화가 잘되지 않는다.

'사(思)'는 비기(脾氣)에 배대(配對) 된다. 골똘히 뭔가를 생각하고 지혜를 짜내는 것이 지나치면 비장(脾臟)을 상하게 된다. 생각이 많으면 사려(思慮) 함이 너무 커 지나치게 치우치게 되므로 비장에 병변이 생기는 것이다. 비기(脾氣)가 상하게 되면 위(胃)에서 섭취한 수곡(水穀)의 정미(精微)한 영양물질을 전신(全身)으로 운화(運化)할 수 없으므로 정신은 날로 위축되고 신체의 근력(筋力) 또한 약해진다.

'비(悲)'는 심폐(心肺)에 배대된다. 슬픈 감정이 과도하면 심폐(心肺)가 상한다. 폐(肺)는 기(氣)를 주관하고 심(心)은 전신의 혈(血)을 주관하기 때문이다.

「영추(靈樞)」「본신편(本神篇)」에 보면, "심장맥(心臟脈), 맥사신(脈舍神), 심기허즉비(心氣虛則悲), 실즉소불휴(實則笑不休), 폐장기(肺臟氣), 기사백(氣舍魄), 폐기허즉비색불리소기(肺氣虛則鼻塞不利少氣), 실즉천갈흉영앙식(實則喘喝胸盈仰息)."이란 구절이 있다. 해석하자면, "심장(心臟)은 혈맥을 주관하고 그 가운데 신(神)이 깃들어 있다. 이런 까닭으로 심기(心氣)가 허(虛)하면 쉽게 비애(悲哀)의 감정이 생기고, 실(實)한즉 웃음을 그치지 못한다. 폐(肺)는 전신(全身)의 기(氣)를 주관하는데 기(氣) 가운데 백(魄)이 깃들어 있다. 폐기(肺氣)가 허(虛)하면 코가 막히고 통하지 않아 호흡이 짧아진다. 실(實)하면 호흡이 급하고 빠르면서 흉만(胸滿)한 병증이 있고, 심하면 앙면(仰面)하여 호흡한다."이다.

'공(恐)'은 신기(腎氣)에 배대한다. 공포심을 느끼는 것은 정신적으로 두려움에 떨고 긴장해 있는 상태를 말한다. 공포심이 많으면 신장(腎臟)을 상하게 된다. 또한, 공포심이 많은 것으로 인해 심장과 관련된 신기(神氣)를 손상하게 되어, 마음이 늘 불안하고 잘 놀래게 된다. 신장(腎臟)은 정(精)을 갈무리하고 정(精) 가운데는 지(志)가 기거(寄居)한다. 이런 연유로 신장(腎臟)의 기운을 잘 양생(養生)하면 뜻이 굳건해져 공포심은 사라지게 된다.

「영추(靈樞)」「본신편(本神篇)」에 "신기허즉궐(腎氣虛則厥), 실즉창(實則脹)."이라고 했다. 즉, "신기(腎氣)가 허(虛)하면 사지(四肢)가 차갑고, 실(實)한즉 아랫배가 창만(脹滿)하다."라는 뜻이다.

'신장(腎臟)'은 선천의 기운을 말하고 비위(脾胃)는 후천의 기운을 뜻한다. 모름지기 허실(虛實)을 잘 분별해서 치료하고 양생(養生)을 해야 한다.

'경(驚)'은 신기(神氣)에 배대된다. 갑자기 놀라게 되면 정신이 어지럽게 되어 신기(神氣)를 상하게 된다. 매우 놀란 이후에는 마음과 정신이 아득해져 기(氣)가 어지러워진다. 일반적으로 심기(心氣)가 허(虛)하면 쉽게 놀라게 되어있다. 칠정(七情)에 의해 병(病)이 생기는 것은 각기 주관하는 장부가 있다. 하지만 심즉군주(心則君主)라, 이러한 칠정(七情)은 모두 심(心)과 밀접한 관계가 있다.

오장육부 모두 상생상극으로 서로 견제하고 균형을 유지하기 때문에 어떤 장부에서 심리적 충격을 받더라도 상극이 되는 장부의 기운이 들어오면 그 충격이 완화된다. 이러한 이치를 바탕으로 해서 옛사람들은 심리적인 치료법을 많이 사용했다.

다음은 심리적으로 치료한 재미있는 일례를 소개해보겠다.

옛날 어떤 선비가 20여 년간을 과거시험을 보았는데 매번 낙방의 고배를 마셨다. 그래도 포기하질 않고 과거(科擧)를 보았는데 급제를 하게 된 것이다. 이 얼마나 환희심이 크겠는가? 한데 호사다마랄까 기쁨이 지나쳐 웃음이 그치지 않아 병(病)이 된 것이다. 기운이 탈진되어 의원을 찾아갔더니 병을 진단하고 난 후, 선비에게 말하길 "당신의 병은 너무 위중해서 여기선 고칠 수 없다. 당신이 고향으로 돌아가는 길목에 이병을 고칠 수 있는 용한 의원이 있다. 내가 소개장과 서신을 써서 줄 테니 그곳에서 하라." 라고 했다. 이에 선비는 급제한 큰 기쁨은 완전히 사라져 버리고, '혹시 죽지는 않을까?' 하는 공포심에 젖게 된다. 서둘러 고향으로 내려가는데 며칠이 지나 소개해준 의원이 있는 마을에 도착했다. 의원을 청해서 가져온 소개장과 서신을 주었더니 의원이 서신을 보고 난 후 웃으면서 말하기를 "당신 병은 거의 회복되었으니 특별히 치료할 게 없다."라고 하는 것이 아닌가. 이런 말을 듣고 난 선비는 기쁘기도 하고 어리둥절하기도 해서 스스로 몸을 관찰해보니 기력도 회복되고 아무런 이상이 없는 것 아닌가? 이

곳까지 오는 도중에도 죽지 않을까 하는 공포심에 젖어 왔는데 의원의 말을 듣는 순간 정신을 차리고 찬찬히 자기 자신을 살펴보니 몸에 전혀 이상이 없었다. 서신의 내용에는 이렇게 적혀 있었다. "보내는 이 사람은 20여 년 만에 과거에 급제하여 너무 기쁜 나머지 도가 지나쳐 병이 되어 탈진되었다. 그래서 그에게 불치의 병이다 하여 공포심을 느끼도록 했다. 선비가 그곳에 도착할 즈음에는 아마 회복이 다 되었을 거다."라고 적혀 있었다.

공포심은 신기(腎氣)로서 오행으로 수(水)에 해당하고 기쁜 마음은 심장(心臟)의 기운에 배대되니 오행으로 화(火)에 속한다. 수극화(水剋火)의 이치에 따라 공포심으로 기쁜 마음을 제어했으니, 심리적 정서를 이용해 치료한 경우이다.

이처럼 내인(內因)에서 오는 병증(病症)에는 심리적 요법으로 치료한 사례가 많이 있다. 그만큼 임상에서 중요한 부분으로 역할을 하고 있다. 자연적 환경요소도 중요하지만, 칠정(七情)에서 오는 내인(內因)도 소홀히 할 수 없는 것이다. 병을 치료하면서 외인(外因)과 내인(內因)을 모두 염두에 두고 진단을 한다면 더욱 효과적인 결과를 얻게 될 것이다.

기의학(氣醫學)으로 적용을 해 본다면 더욱 세밀하게 할 수가 있다. 심장(心臟)의 병변은 정화(丁火)에 속하니 '36'의 수(數)를 얻게 되고 지지(地支)는 사(巳)를 사용하여 '28'의 수(數) 얻게 된다. 이를 합(合)하게 되면 정사(丁巳)로써 '3628'의 수(數)로 환원된다. 두루뭉술하게 그냥 수(水)와 화(火)가 아닌 더욱더 세분화한 것을 얻게 되는 것이다.

제5부

선천수와 후천수를
이용한 수련법

제1장
60체질 오행반절 수련표

 필자의 졸저『혜일의 20체질 건강 조절법』에서 오행 반절로 수련하는 방법을 이미 언급하였다.
 "오행의 목(木)·화(火)·토(土)·금(金)·수(水) 다섯 가지를 음양(陰陽)으로 나누면 10가지가 되고, 여기에서 다시 상생구조와 상극구조를 구분하면 20체질이 된다."라고 했다. 20체질을 가지고 회원들에게 계속 수련을 시켜 본 결과 20체질에서도 미세한 차이가 있는 것을 알아내고 연구한 결과, 질병을 유발하는 사기(邪氣)도 60종류로서 60갑자(甲子)에 배대했듯이, 체질 또한 오행의 구조는 다르지만 60갑자에 배대할 수 있었다.
 이 체질의 구조를 선천수와 후천수에 활용하여 태극(太極)으로 환원을 시키면, 체질이 개선되는 것과 동시에 내공(內功)이 점점 쌓이게 되고 젊음을 유지할 힘이 될 것이다.
 물론 수련의 단계가 올라가면 이러한 수련이 필요치 않지만, 입문(入門)의 단계에선 다음 단계로 도약하기 위해서는 꼭 필요한 수련이라고 할 수 있다.

60체질에서 본인의 체질을 찾기가 쉽지 않으므로, 먼저 필자의 졸저 『혜일의 20체질 건강 조절법』에서 본인의 체질을 찾아 오행(五行) 중에서 음양과 상생체질 아니면 상극체질 인가를 찾아서, 60갑자에 배대한 60체질에서 자기 체질을 찾을 수 있다.

  예를 들면 임자(壬子)·임신(壬申)·임인(壬寅)은 水$^+$ 상생체질이고, 임오(壬午)·임진(壬辰)·임술(壬戌)은 水$^+$ 상극체질이다. 계해(癸亥)·계묘(癸卯)·계유(癸酉)는 水$^-$ 상생체질이고, 계사(癸巳)·계미(癸未)·계축(癸丑)은 水$^-$ 상극체질이다.

  이런 까닭으로 먼저 20체질에서 본인의 체질을 알아낸 후 60갑자로 세분화된 체질에서 쉽게 찾을 수가 있는 것이다. 만약에 20체질에서 본인이 水$^+$ 상생체질인 것을 알았다면 임자(壬子)·임신(壬申)·임인(壬寅)이 水$^+$ 상생체질에 속하므로, 이 셋 중에서 기향(氣向) 테스트를 해서 힘이 들어가는 쪽이 본인의 체질이 되는 것이다.

  만약 木$^-$ 상극체질이면, 을미(乙未)·을유(乙酉)·을축(乙丑) 셋 중에서 기향 테스트를 해서 힘이 들어가는 쪽이 본인의 체질이 되는 것이다. 을목(乙木) 중 나머지 셋인 을해(乙亥)·을사(乙巳)·을묘(乙卯)는 木$^-$ 상생체질인 것이다.

  오행반절을 수련하는 방법은 『혜일의 20체질 건강 조절법』에 상세하게 나와 있다. 이를 숙지(熟知)한 후 60체질표에서 본인의 것을 찾아 오행반절 수련을 하면 된다.

  또 한 가지 부연설명 하자면 간지(干支)에서 상생체질과 상극체질을 아는 방법이다. 하나의 천간(天干)에 상생체질(相生体質)

3종류 상극체질(相剋体質) 3종류, 모두 6종류로 되어있다.

임수(壬水)를 예로 들면, 임자(壬子)·임인(壬寅)·임신(壬申), 이 셋은 상생체질에 속한다. 임자(壬子)는 임(壬)이 오행으로 수(水)에 속하고 지지(地支)인 자(子)도 수(水)에 속한다. 수(水)에 수(水)를 더해주므로 세력이 더 강해진다. 이런고로 상생체질이 된다. 임인(壬寅)은 임(壬)이 수(水)이고 지지(地支)인 인(寅)은 목(木)에 속한다. 수생목(水生木)이 되니 상생이다. 임신(壬申)은 임(壬)이 수(水)이고 지지(地支)인 신(申)은 금(金)에 속한다. 금생수(金生水)가 되니 상생체질인 것이다. 임진(壬辰)·임오(壬午)·임술(壬戌) 셋은 상극이 된다. 임진(壬辰)에서 임(壬)은 수(水)에 속하고 지지(地支)인 진(辰)은 토(土)에 속한다. 토극수(土剋水)가 되므로 상극인 것이다. 임오(壬午)는 임(壬)이 수(水)이고 지지(地支)인 오(午)는 화(火)에 속한다. 수극화(水剋火)이므로 상극에 속한다. 임술(壬戌) 또한 상극(相剋)이다. 임(壬)이 수(水)이고 지지(地支)인 술(戌)은 토(土)에 속한다. 이런 까닭으로 한 천간(天干) 안에 상생체질 셋, 상극체질 셋으로 모두 여섯 체질이 된다.

육십갑자 중 모두 10개의 천간이 있으므로 6×10=60으로 모두 60체질이 되는 것이다. 임수(壬水)는 수양(水陽)에 속하므로,

임자(壬子) 水$^+$ 상생(相生)
임인(壬寅) 水$^+$ 상생(相生)
임신(壬申) 水$^+$ 상생(相生)

임진(壬辰) 水⁺ 상극(相剋)
임오(壬午) 水⁺ 상극(相剋)
임술(壬戌) 水⁺ 상극(相剋)

  이렇게 상생(相生)과 상극(相剋) 체질을 분류하지만, 예외인 것은 지지(地支)의 사토(四土) 가운데 축(丑)과 술(戌)은 상극구조이므로, 만약 '지지(地支)'에 '축(丑)'과 '술(戌)'이 있으면 '천간'과 '지지'가 '상생'이 되더라도 '상극체질'로 본다. 예를 들자면, '무술(戊戌)'과 '기축(己丑)'은 천간과 지지가 같은 오행인 토(土)로써 상생구조 이지만, '축(丑)'과 '술(戌)'이 '상극구조'이므로 '상극체질'에다 분류한다. '병술(丙戌)'과 '정축(丁丑)'도 화생토(火生土)로 천간과 지지가 상생이지만, '술(戌)'과 '축(丑)'이 '상극구조'이므로 '상극체질'이 된다. 이렇게 해서 육십갑자에 배대한 육십체질에 상생구조 체질 30, 상극구조 체질 30종류로 분류를 한 것이다.
  체질표에 보면 갑진(甲辰)과 갑술(甲戌)체질, 을미(乙未)와 을축(乙丑)체질, 임진(壬辰)과 임술(壬戌)체질, 계축(癸丑)과 계미(癸未)체질은 서로 사용되는 고유의 수가 동일하다. 그러나 기운은 전혀 다르다. 앞서 설명한 대로 진(辰)과 미(未)는 상생구조, 축(丑)과 술(戌)은 상극구조이다. 기운의 형태가 판이하게 다른 관계로 동일하게 보면 안 된다. 을축(乙丑)체질의 사람이 을미(乙未)체질표에 기향 테스트를 해 보면 전혀 힘이 들어가지 않는다. 을미(乙未)체질인 사람이 을축(乙丑)체질표에 테스트를 해 보면 전혀 힘이 들어가지 않는 것과 같은 원리다. 갑술(甲戌)과 갑진

(甲辰), 임술(壬戌)과 임진(壬辰) 그리고 계축(癸丑)과 계미(癸未) 체질 또한 이와 마찬가지이다.

1. 육십갑자(六十甲子)와 선·후천수(數) 배대표

甲子 5419	甲申 5491	甲辰 5455
乙丑 4500	乙酉 4546	乙巳 4528
丙寅 3637	丙戌 3655	丙午 3673
丁卯 3682	丁亥 3664	丁未 3600
戊辰 7255	戊子 7219	戊申 7291
己巳 8128	己丑 8100	己酉 8146
庚午 1873	庚寅 1837	庚戌 1855
辛未 2700	辛卯 2782	辛亥 2764
壬申 6391	壬辰 6355	壬子 6319
癸酉 6346	癸巳 6328	癸丑 6300
甲戌 5455	甲午 5473	甲寅 5437
乙亥 4564	乙未 4500	乙卯 4582
丙子 3619	丙申 3691	丙辰 3655
丁丑 3600	丁酉 3646	丁巳 3628
戊寅 7237	戊戌 7255	戊午 7273
己卯 8182	己亥 8164	己未 8100
庚辰 1855	庚子 1819	庚申 1891
辛巳 2728	辛丑 2700	辛酉 2746
壬午 6373	壬寅 6337	壬戌 6355
癸未 6300	癸卯 6382	癸亥 6364

2. 60체질 오행반절 수련표

1) 목(木)

	$木^+$ 相生	
	갑자(甲子)체질	
甲子	$木^+水^+$	5419
丁卯	$火^-木^-$	3682
戊午	$土^+火^+$	7273
辛未	$金^-土^-$	2700
壬申	$水^+金^+$	6391
乙亥	$木^-水^-$	4564
乙亥	$木^-水^-$	4564
壬申	$水^+金^+$	6391
辛未	$金^-土^-$	2700
戊午	$土^+火^+$	7273
丁卯	$火^-木^-$	3682
甲子	$木^+水^+$	5419

木⁺ 相生		
갑인(甲寅)체질		
甲寅	木⁺木⁺	5437
丁巳	火⁻火⁻	3628
戊辰	土⁺土⁺	7255
辛酉	金⁻金⁻	2746
壬子	水⁺水⁺	6319
乙卯	木⁻木⁻	4582
乙卯	木⁻木⁻	4582
壬子	水⁺水⁺	6319
辛酉	金⁻金⁻	2746
戊辰	土⁺土⁺	7255
丁巳	火⁻火⁻	3628
甲寅	木⁺木⁺	5437

木⁺ 相生		
갑오(甲午)체질		
甲午	木⁺火⁺	5473
丁未	火⁻土⁻	3600
戊申	土⁺金⁺	7291
辛亥	金⁻水⁻	2764
壬寅	水⁺木⁺	6337
乙巳	木⁻火⁻	4528
乙巳	木⁻火⁻	4528
壬寅	水⁺木⁺	6337
辛亥	金⁻水⁻	2764
戊申	土⁺金⁺	7291
丁未	火⁻土⁻	3600
甲午	木⁺火⁺	5473

木⁺ 相剋		
갑진(甲辰)체질		
甲辰	木⁺土⁺	5455
己亥	土⁻水⁻	8164
壬午	水⁺火⁺	6373
丁酉	火⁻金⁻	3646
庚寅	金⁺木⁺	1837
乙未	木⁻土⁻	4500
乙未	木⁻土⁻	4500
庚寅	金⁺木⁺	1837
丁酉	火⁻金⁻	3646
壬午	水⁺火⁺	6373
己亥	土⁻水⁻	8164
甲辰	木⁺土⁺	5455

木⁺ 相剋		
갑신(甲申)체질		
甲申	木⁺金⁺	5491
己卯	土⁻木⁻	8182
壬戌	水⁺土⁺	6355
丁亥	火⁻水⁻	3664
庚午	金⁺火⁺	1873
乙酉	木⁻金⁻	4546
乙酉	木⁻金⁻	4546
庚午	金⁺火⁺	1873
丁亥	火⁻水⁻	3664
壬戌	水⁺土⁺	6355
己卯	土⁻木⁻	8182
甲申	木⁺金⁺	5491

木⁺ 相剋		
갑술(甲戌)체질		
甲戌	木⁺土⁺	5455
己亥	土⁻水⁻	8164
壬午	水⁺火⁺	6373
丁酉	火⁻金⁻	3646
庚寅	金⁺木⁺	1837
乙丑	木⁻土⁻	4500
乙丑	木⁻土⁻	4500
庚寅	金⁺木⁺	1837
丁酉	火⁻金⁻	3646
壬午	水⁺火⁺	6373
己亥	土⁻水⁻	8164
甲戌	木⁺土⁺	5455

木⁻ 相生		
을묘(乙卯)체질		
乙卯	木⁻木⁻	4582
壬子	水⁺水⁺	6319
辛酉	金⁻金⁻	2746
戊辰	土⁺土⁺	7255
丁巳	火⁻火⁻	3628
甲寅	木⁺木⁺	5437
甲寅	木⁺木⁺	5437
丁巳	火⁻火⁻	3628
戊辰	土⁺土⁺	7255
辛酉	金⁻金⁻	2746
壬子	水⁺水⁺	6319
乙卯	木⁻木⁻	4582

木⁻ 相生		
을사(乙巳)체질		
乙巳	木⁻火⁻	4528
壬寅	水⁺木⁺	6337
辛亥	金⁻水⁻	2764
戊申	土⁺金⁺	7291
丁未	火⁻土⁻	3600
甲午	木⁺火⁺	5473
甲午	木⁺火⁺	5473
丁未	火⁻土⁻	3600
戊申	土⁺金⁺	7291
辛亥	金⁻水⁻	2764
壬寅	水⁺木⁺	6337
乙巳	木⁻火⁻	4528

木⁻ 相生		
을해(乙亥)체질		
乙亥	木⁻水⁻	4564
壬申	水⁺金⁺	6391
辛未	金⁻土⁻	2700
戊午	土⁺火⁺	7273
丁卯	火⁻木⁻	3682
甲子	木⁺水⁺	5419
甲子	木⁺水⁺	5419
丁卯	火⁻木⁻	3682
戊午	土⁺火⁺	7273
辛未	金⁻土⁻	2700
壬申	水⁺金⁺	6391
乙亥	木⁻水⁻	4564

木⁻ 相剋		
을축(乙丑)체질		
乙丑	木⁻土⁻	4500
庚寅	金⁺木⁺	1837
丁酉	火⁻金⁻	3646
壬午	水⁺火⁺	6373
己亥	土⁻水⁻	8164
甲戌	木⁺土⁺	5455
甲戌	木⁺土⁺	5455
己亥	土⁻水⁻	8164
壬午	水⁺火⁺	6373
丁酉	火⁻金⁻	3646
庚寅	金⁺木⁺	1837
乙丑	木⁻土⁻	4500

木⁻ 相剋		
을미(乙未)체질		
乙未	木⁻土⁻	4500
庚寅	金⁺木⁺	1837`
丁酉	火⁻金⁻	3646
壬午	水⁺火⁺	6373
己亥	土⁻水⁻	8164
甲辰	木⁺土⁺	5455
甲辰	木⁺土⁺	5455
己亥	土⁻水⁻	8164
壬午	水⁺火⁺	6373
丁酉	火⁻金⁻	3646
庚寅	金⁺木⁺	1837
乙未	木⁻土⁻	4500

木⁻ 相剋		
을유(乙酉)체질		
乙酉	木⁻金⁻	4546
庚午	金⁺火⁺	1873
丁亥	火⁻水⁻	3664
壬戌	水⁺土⁺	6355
己卯	土⁻木⁻	8182
甲申	木⁺金⁺	5491
甲申	木⁺金⁺	5491
己卯	土⁻木⁻	8182
壬戌	水⁺土⁺	6355
丁亥	火⁻水⁻	3664
庚午	金⁺火⁺	1873
乙酉	木⁻金⁻	4546

2) 화(火)

	火⁺ 相生	
	병인(丙寅)체질	
丙寅	火⁺木⁺	3637
己巳	土⁻火⁻	8128
庚辰	金⁺土⁺	1855
癸酉	水⁻金⁻	6346
甲子	木⁺水⁺	5419
丁卯	火⁻木⁻	3682
丁卯	火⁻木⁻	3682
甲子	木⁺水⁺	5419
癸酉	水⁻金⁻	6346
庚辰	金⁺土⁺	1855
己巳	土⁻火⁻	8128
丙寅	火⁺木⁺	3637

火⁺ 相生		
병진(丙辰)체질		
丙辰	火⁺土⁺	3655
己酉	土⁻金⁻	8146
庚子	金⁺水⁺	1819
癸卯	水⁻木⁻	6382
甲午	木⁺火⁺	5473
丁未	火⁻土⁻	3600
丁未	火⁻土⁻	3600
甲午	木⁺火⁺	5473
癸卯	水⁻木⁻	6382
庚子	金⁺水⁺	1819
己酉	土⁻金⁻	8146
丙辰	火⁺土⁺	3655

火⁺ 相生		
병오(丙午)체질		
丙午	火⁺火⁺	3673
己未	土⁻土⁻	8100
庚申	金⁺金⁺	1891
癸亥	水⁻水⁻	6364
甲寅	木⁺木⁺	5437
丁巳	火⁻火⁻	3628
丁巳	火⁻火⁻	3628
甲寅	木⁺木⁺	5437
癸亥	水⁻水⁻	6364
庚申	金⁺金⁺	1891
己未	土⁻土⁻	8100
丙午	火⁺火⁺	3673

火⁺ 相剋		
병자(丙子)체질		
丙子	火⁺水⁺	3619
辛巳	金⁻火⁻	2728
甲申	木⁺金⁺	5491
己卯	土⁻木⁻	8182
壬戌	水⁺土⁺	6355
丁亥	火⁻水⁻	3664
丁亥	火⁻水⁻	3664
壬戌	水⁺土⁺	6355
己卯	土⁻木⁻	8182
甲申	木⁺金⁺	5491
辛巳	金⁻火⁻	2728
丙子	火⁺水⁺	3619

火⁺ 相剋		
병신(丙申)체질		
丙申	火⁺金⁺	3691
辛卯	金⁻木⁻	2782
甲戌	木⁺土⁺	5455
己亥	土⁻水⁻	8164
壬午	水⁺火⁺	6373
丁酉	火⁻金⁻	3646
丁酉	火⁻金⁻	3646
壬午	水⁺火⁺	6373
己亥	土⁻水⁻	8164
甲戌	木⁺土⁺	5455
辛卯	金⁻木⁻	2782
丙申	火⁺金⁺	3691

火⁺ 相剋		
병술(丙戌)체질		
丙戌	火⁺土⁺	3655
辛亥	金⁻水⁻	2764
甲午	木⁺火⁺	5473
己酉	土⁻金⁻	8146
壬寅	水⁺木⁺	6337
丁丑	火⁻土⁻	3600
丁丑	火⁻土⁻	3600
壬寅	水⁺木⁺	6337
己酉	土⁻金⁻	8146
甲午	木⁺火⁺	5473
辛亥	金⁻水⁻	2764
丙戌	火⁺土⁺	3655

火⁻ 相生		
정묘(丁卯)체질		
丁卯	火⁻木⁻	3682
甲子	木⁺水⁺	5419
癸酉	水⁻金⁻	6346
庚辰	金⁺土⁺	1855
己巳	土⁻火⁻	8128
丙寅	火⁺木⁺	3637
丙寅	火⁺木⁺	3637
己巳	土⁻火⁻	8128
庚辰	金⁺土⁺	1855
癸酉	水⁻金⁻	6346
甲子	木⁺水⁺	5419
丁卯	火⁻木⁻	3682

火⁻ 相生		
정사(丁巳)체질		
丁巳	火⁻火⁻	3628
甲寅	木⁺木⁺	5437
癸亥	水⁻水⁻	6364
庚申	金⁺金⁺	1891
己未	土⁻土⁻	8100
丙午	火⁺火⁺	3673
丙午	火⁺火⁺	3673
己未	土⁻土⁻	8100
庚申	金⁺金⁺	1891
癸亥	水⁻水⁻	6364
甲寅	木⁺木⁺	5437
丁巳	火⁻火⁻	3628

火⁻ 相生		
정미(丁未)체질		
丁未	火⁻土⁻	3600
甲午	木⁺火⁺	5473
癸卯	水⁻木⁻	6382
庚子	金⁺水⁺	1819
己酉	土⁻金⁻	8146
丙辰	火⁺土⁺	3655
丙辰	火⁺土⁺	3655
己酉	土⁻金⁻	8146
庚子	金⁺水⁺	1819
癸卯	水⁻木⁻	6382
甲午	木⁺火⁺	5473
丁未	火⁻土⁻	3600

火⁻ 相剋		
정축(丁丑)체질		
丁丑	火⁻土⁻	3600
壬寅	水⁺木⁺	6337
己酉	土⁻金⁻	8146
甲午	木⁺火⁺	5473
辛亥	金⁻水⁻	2764
丙戌	火⁺土⁺	3655
丙戌	火⁺土⁺	3655
辛亥	金⁻水⁻	2764
甲午	木⁺火⁺	5473
己酉	土⁻金⁻	8146
壬寅	水⁺木⁺	6337
丁丑	火⁻土⁻	3600

火⁻ 相剋		
정유(丁酉)체질		
丁酉	火⁻金⁻	3646
壬午	水⁺火⁺	6373
己亥	土⁻水⁻	8164
甲戌	木⁺土⁺	5455
辛卯	金⁻木⁻	2782
丙申	火⁺金⁺	3691
丙申	火⁺金⁺	3691
辛卯	金⁻木⁻	2782
甲戌	木⁺土⁺	5455
己亥	土⁻水⁻	8164
壬午	水⁺火⁺	6373
丁酉	火⁻金⁻	3646

火⁻ 相剋		
정해(丁亥)체질		
丁亥	火⁻水⁻	3664
壬戌	水⁺土⁺	6355
己卯	土⁻木⁻	8182
甲申	木⁺金⁺	5491
辛巳	金⁻火⁻	2728
丙子	火⁺水⁺	3619
丙子	火⁺水⁺	3619
辛巳	金⁻火⁻	2728
甲申	木⁺金⁺	5491
己卯	土⁻木⁻	8182
壬戌	水⁺土⁺	6355
丁亥	火⁻水⁻	3664

3) 토(土)

土⁺ 相生		
무진(戊辰)체질		
戊辰	土⁺土⁺	7255
辛酉	金⁻金⁻	2746
壬子	水⁺水⁺	6319
乙卯	木⁻木⁻	4582
丙午	火⁺火⁺	3673
己未	土⁻土⁻	8100
己未	土⁻土⁻	8100
丙午	火⁺火⁺	3673
乙卯	木⁻木⁻	4582
壬子	水⁺水⁺	6319
辛酉	金⁻金⁻	2746
戊辰	土⁺土⁺	7255

土⁺ 相生		
무오(戊午)체질		
戊午	土⁺火⁺	7273
辛未	金⁻土⁻	2700
壬申	水⁺金⁺	6391
乙亥	木⁻水⁻	4564
丙寅	火⁺木⁺	3637
己巳	土⁻火⁻	8128
己巳	土⁻火⁻	8128
丙寅	火⁺木⁺	3637
乙亥	木⁻水⁻	4564
壬申	水⁺金⁺	6391
辛未	金⁻土⁻	2700
戊午	土⁺火⁺	7273

土⁺ 相生			
무신(戊申)체질			
戊申	土⁺金⁺	7291
辛亥	金⁻水⁻	2764
壬寅	水⁺木⁺	6337
乙巳	木⁻火⁻	4528
丙辰	火⁺土⁺	3655
己酉	土⁻金⁻	8146
己酉	土⁻金⁻	8146
丙辰	火⁺土⁺	3655
乙巳	木⁻火⁻	4528
壬寅	水⁺木⁺	6337
辛亥	金⁻水⁻	2764
戊申	土⁺金⁺	7291

土⁺ 相剋		
무자(戊子)체질		
戊子	土⁺水⁺	7219
癸巳	水⁻火⁻	6328
丙申	火⁺金⁺	3691
辛卯	金⁻木⁻	2782
甲戌	木⁺土⁺	5455
己亥	土⁻水⁻	8164
己亥	土⁻水⁻	8164
甲戌	木⁺土⁺	5455
辛卯	金⁻木⁻	2782
丙申	火⁺金⁺	3691
癸巳	水⁻火⁻	6328
戊子	土⁺水⁺	7219

土⁺ 相剋		
무인(戊寅)체질		
戊寅	土⁺木⁺	7237
癸丑	水⁻土⁻	6300
丙子	火⁺水⁺	3619
辛巳	金⁻火⁻	2728
甲申	木⁺金⁺	5491
己卯	土⁻木⁻	8182
己卯	土⁻木⁻	8182
甲申	木⁺金⁺	5491
辛巳	金⁻火⁻	2728
丙子	火⁺水⁺	3619
癸丑	水⁻土⁻	6300
戊寅	土⁺木⁺	7237

土⁺ 相剋		
무술(戊戌)체질		
戊戌	土⁺土⁺	7255
癸亥	水⁻水⁻	6364
丙午	火⁺火⁺	3673
辛酉	金⁻金⁻	2746
甲寅	木⁺木⁺	5437
己丑	土⁻土⁻	8100
己丑	土⁻土⁻	8100
甲寅	木⁺木⁺	5437
辛酉	金⁻金⁻	2746
丙午	火⁺火⁺	3673
癸亥	水⁻水⁻	6364
戊戌	土⁺土⁺	7255

土⁻ 相生			
기사(己巳)체질			
己巳	土⁻火⁻	8128
丙寅	火⁺木⁺	3637
乙亥	木⁻水⁻	4564
壬申	水⁺金⁺	6391
辛未	金⁻土⁻	2700
戊午	土⁺火⁺	7273
戊午	土⁺火⁺	7273
辛未	金⁻土⁻	2700
壬申	水⁺金⁺	6391
乙亥	木⁻水⁻	4564
丙寅	火⁺木⁺	3637
己巳	土⁻火⁻	8128

土⁻ 相生		
기미(己未)체질		
己未	土⁻土⁻	8100
丙午	火⁺火⁺	3673
乙卯	木⁻木⁻	4582
壬子	水⁺水⁺	6319
辛酉	金⁻金⁻	2746
戊辰	土⁺土⁺	7255
戊辰	土⁺土⁺	7255
辛酉	金⁻金⁻	2746
壬子	水⁺水⁺	6319
乙卯	木⁻木⁻	4582
丙午	火⁺火⁺	3673
己未	土⁻土⁻	8100

土⁻ 相生		
기유(己酉)체질		
己酉	土⁻金⁻	8146
丙辰	火⁺土⁺	3655
乙巳	木⁻火⁻	4528
壬寅	水⁺木⁺	6337
辛亥	金⁻水⁻	2764
戊申	土⁺金⁺	7291
戊申	土⁺金⁺	7291
辛亥	金⁻水⁻	2764
壬寅	水⁺木⁺	6337
乙巳	木⁻火⁻	4528
丙辰	火⁺土⁺	3655
己酉	土⁻金⁻	8146

土⁻ 相剋		
기축(己丑)체질		
己丑	土⁻土⁻	8100
甲寅	木⁺木⁺	5437
辛酉	金⁻金⁻	2746
丙午	火⁺火⁺	3673
癸亥	水⁻水⁻	6364
戊戌	土⁺土⁺	7255
戊戌	土⁺土⁺	7255
癸亥	水⁻水⁻	6364
丙午	火⁺火⁺	3673
辛酉	金⁻金⁻	2746
甲寅	木⁺木⁺	5437
己丑	土⁻土⁻	8100

土⁻ 相剋		
기묘(己卯)체질		
己卯	土⁻木⁻	8182
甲申	木⁺金⁺	5491
辛巳	金⁻火⁻	2728
丙子	火⁺水⁺	3619
癸丑	水⁻土⁻	6300
戊寅	土⁺木⁺	7237
戊寅	土⁺木⁺	7237
癸丑	水⁻土⁻	6300
丙子	火⁺水⁺	3619
辛巳	金⁻火⁻	2728
甲申	木⁺金⁺	5491
己卯	土⁻木⁻	8182

土⁻ 相剋		
기해(己亥)체질		
己亥	土⁻水⁻	8164
甲戌	木⁺土⁺	5455
辛卯	金⁻木⁻	2782
丙申	火⁺金⁺	3691
癸巳	水⁻火⁻	6328
戊子	土⁺水⁺	7219
戊子	土⁺水⁺	7219
癸巳	水⁻火⁻	6328
丙申	火⁺金⁺	3691
辛卯	金⁻木⁻	2782
甲戌	木⁺土⁺	5455
己亥	土⁻水⁻	8164

4) 금(金)

$金^+$ 相生		
경자(庚子)체질		
庚子	$金^+水^+$	1819
癸卯	$水^-木^-$	6382
甲午	$木^+火^+$	5473
丁未	$火^-土^-$	3600
戊申	$土^+金^+$	7291
辛亥	$金^-水^-$	2764
辛亥	$金^-水^-$	2764
戊申	$土^+金^+$	7291
丁未	$火^-土^-$	3600
甲午	$木^+火^+$	5473
癸卯	$水^-木^-$	6382
庚子	$金^+水^+$	1819

金⁺ 相生		
경진(庚辰)체질		
庚辰	金⁺土⁺	1855
癸酉	水⁻金⁻	6346
甲子	木⁺水⁺	5419
丁卯	火⁻木⁻	3682
戊午	土⁺火⁺	7273
辛未	金⁻土⁻	2700
辛未	金⁻土⁻	2700
戊午	土⁺火⁺	7273
丁卯	火⁻木⁻	3682
甲子	木⁺水⁺	5419
癸酉	水⁻金⁻	6346
庚辰	金⁺土⁺	1855

$金^+$ 相生		
경신(庚申)체질		
庚申	$金^+金^+$	1891
癸亥	$水^-水^-$	6364
甲寅	$木^+木^+$	5437
丁巳	$火^-火^-$	3628
戊辰	$土^+土^+$	7255
辛酉	$金^-金^-$	2746
辛酉	$金^-金^-$	2746
戊辰	$土^+土^+$	7255
丁巳	$火^-火^-$	3628
甲寅	$木^+木^+$	5437
癸亥	$水^-水^-$	6364
庚申	$金^+金^+$	1891

金⁺ 相剋		
경인(庚寅)체질		
庚寅	金⁺木⁺	1837
乙丑	木⁻土⁻	4500
戊子	土⁺水⁺	7219
癸巳	水⁻火⁻	6328
丙申	火⁺金⁺	3691
辛卯	金⁻木⁻	2782
辛卯	金⁻木⁻	2782
丙申	火⁺金⁺	3691
癸巳	水⁻火⁻	6328
戊子	土⁺水⁺	7219
乙丑	木⁻土⁻	4500
庚寅	金⁺木⁺	1837

金⁺ 相剋			
경오(庚午)체질			
庚午	金⁺火⁺	1873
乙酉	木⁻金⁻	4546
戊寅	土⁺木⁺	7237
癸丑	水⁻土⁻	6300
丙子	火⁺水⁺	3619
辛巳	金⁻火⁻	2728
辛巳	金⁻火⁻	2728
丙子	火⁺水⁺	3619
癸丑	水⁻土⁻	6300
戊寅	土⁺木⁺	7237
乙酉	木⁻金⁻	4546
庚午	金⁺火⁺	1873

金⁺ 相剋		
경술(庚戌)체질		
庚戌	金⁺土⁺	1855
乙亥	木⁻水⁻	4564
戊午	土⁺火⁺	7273
癸酉	水⁻金⁻	6346
丙寅	火⁺木⁺	3637
辛丑	金⁻土⁻	2700
辛丑	金⁻土⁻	2700
丙寅	火⁺木⁺	3637
癸酉	水⁻金⁻	6346
戊午	土⁺火⁺	7273
乙亥	木⁻水⁻	4564
庚戌	金⁺土⁺	1855

金⁻ 相生		
신미(辛未)체질		
辛未	金⁻土⁻	2700
戊午	土⁺火⁺	7273
丁卯	火⁻木⁻	3682
甲子	木⁺水⁺	5419
癸酉	水⁻金⁻	6346
庚辰	金⁺土⁺	1855
庚辰	金⁺土⁺	1855
癸酉	水⁻金⁻	6346
甲子	木⁺水⁺	5419
丁卯	火⁻木⁻	3682
戊午	土⁺火⁺	7273
辛未	金⁻土⁻	2700

金⁻ 相生		
신유(辛酉)체질		
辛酉	金⁻金⁻	2746
戊辰	土⁺土⁺	7255
丁巳	火⁻火⁻	3628
甲寅	木⁺木⁺	5437
癸亥	水⁻水⁻	6364
庚申	金⁺金⁺	1891
庚申	金⁺金⁺	1891
癸亥	水⁻水⁻	6364
甲寅	木⁺木⁺	5437
丁巳	火⁻火⁻	3628
戊辰	土⁺土⁺	7255
辛酉	金⁻金⁻	2746

金⁻ 相生		
신해(辛亥)체질		
辛亥	金⁻水⁻	2764
戊申	土⁺金⁺	7291
丁未	火⁻土⁻	3600
甲午	木⁺火⁺	5473
癸卯	水⁻木⁻	6382
庚子	金⁺水⁺	1819
庚子	金⁺水⁺	1819
癸卯	水⁻木⁻	6382
甲午	木⁺火⁺	5473
丁未	火⁻土⁻	3600
戊申	土⁺金⁺	7291
辛亥	金⁻水⁻	2764

金⁻ 相剋		
신축(辛丑)체질		
辛丑	金⁻土⁻	2700
丙寅	火⁺木⁺	3637
癸酉	水⁻金⁻	6346
戊午	土⁺火⁺	7273
乙亥	木⁻水⁻	4564
庚戌	金⁺土⁺	1855
庚戌	金⁺土⁺	1855
乙亥	木⁻水⁻	4564
戊午	土⁺火⁺	7273
癸酉	水⁻金⁻	6346
丙寅	火⁺木⁺	3637
辛丑	金⁻土⁻	2700

金⁻ 相剋		
신묘(辛卯)체질		
辛卯	金⁻木⁻	2782
丙申	火⁺金⁺	3691
癸巳	水⁻火⁻	6328
戊子	土⁺水⁺	7219
乙丑	木⁻土⁻	4500
庚寅	金⁺木⁺	1837
庚寅	金⁺木⁺	1837
乙丑	木⁻土⁻	4500
戊子	土⁺水⁺	7219
癸巳	水⁻火⁻	6328
丙申	火⁺金⁺	3691
辛卯	金⁻木⁻	2782

金⁻ 相剋		
신사(辛巳)체질		
辛巳	金⁻火⁻	2728
丙子	火⁺水⁺	3619
癸丑	水⁻土⁻	6300
戊寅	土⁺木⁺	7237
乙酉	木⁻金⁻	4546
庚午	金⁺火⁺	1873
庚午	金⁺火⁺	1873
乙酉	木⁻金⁻	4546
戊寅	土⁺木⁺	7237
癸丑	水⁻土⁻	6300
丙子	火⁺水⁺	3619
辛巳	金⁻火⁻	2728

5) 수(水)

水⁺ 相生		
임자(壬子)체질		
壬子	水⁺水⁺	6319
乙卯	木⁻木⁻	4582
丙午	火⁺火⁺	3673
己未	土⁻土⁻	8100
庚申	金⁺金⁺	1891
癸亥	水⁻水⁻	6364
癸亥	水⁻水⁻	6364
庚申	金⁺金⁺	1891
己未	土⁻土⁻	8100
丙午	火⁺火⁺	3673
乙卯	木⁻木⁻	4582
壬子	水⁺水⁺	6319

$水^+$ 相生		
임인(壬寅)체질		
壬寅	$水^+木^+$	6337
乙巳	$木^-火^-$	4528
丙辰	$火^+土^+$	3655
己酉	$土^-金^-$	8146
庚子	$金^+水^+$	1819
癸卯	$水^-木^-$	6382
癸卯	$水^-木^-$	6382
庚子	$金^+水^+$	1819
己酉	$土^-金^-$	8146
丙辰	$火^+土^+$	3655
乙巳	$木^-火^-$	4528
壬寅	$水^+木^+$	6337

水⁺ 相生		
임신(壬申)체질		
壬申	水⁺金⁺	6391
乙亥	木⁻水⁻	4564
丙寅	火⁺木⁺	3637
己巳	土⁻火⁻	8128
庚辰	金⁺土⁺	1855
癸酉	水⁻金⁻	6346
癸酉	水⁻金⁻	6346
庚辰	金⁺土⁺	1855
己巳	土⁻火⁻	8128
丙寅	火⁺木⁺	3637
乙亥	木⁻水⁻	4564
壬申	水⁺金⁺	6391

水⁺ 相剋		
임진(壬辰)체질		
壬辰	水⁺土⁺	6355
丁亥	火⁻水⁻	3664
庚午	金⁺火⁺	1873
乙酉	木⁻金⁻	4546
戊寅	土⁺木⁺	7237
癸未	水⁻土⁻	6300
癸未	水⁻土⁻	6300
戊寅	土⁺木⁺	7237
乙酉	木⁻金⁻	4546
庚午	金⁺火⁺	1873
丁亥	火⁻水⁻	3664
壬辰	水⁺土⁺	6355

水⁺ 相剋		
임오(壬午)체질		
壬午	水⁺火⁺	6373
丁酉	火⁻金⁻	3646
庚寅	金⁺木⁺	1837
乙丑	木⁻土⁻	4500
戊子	土⁺水⁺	7219
癸巳	水⁻火⁻	6328
癸巳	水⁻火⁻	6328
戊子	土⁺水⁺	7219
乙丑	木⁻土⁻	4500
庚寅	金⁺木⁺	1837
丁酉	火⁻金⁻	3646
壬午	水⁺火⁺	6373

水⁺ 相剋		
임술(壬戌)체질		
壬戌	水⁺土⁺	6355
丁亥	火⁻水⁻	3664
庚午	金⁺火⁺	1873
乙酉	木⁻金⁻	4546
戊寅	土⁺木⁺	7237
癸丑	水⁻土⁻	6300
癸丑	水⁻土⁻	6300
戊寅	土⁺木⁺	7237
乙酉	木⁻金⁻	4546
庚午	金⁺火⁺	1873
丁亥	火⁻水⁻	3664
壬戌	水⁺土⁺	6355

水⁻ 相生		
계묘(癸卯)체질		
癸卯	水⁻木⁻	6382
庚子	金⁺水⁺	1819
己酉	土⁻金⁻	8146
丙辰	火⁺土⁺	3655
乙巳	木⁻火⁻	4528
壬寅	水⁺木⁺	6337
壬寅	水⁺木⁺	6337
乙巳	木⁻火⁻	4528
丙辰	火⁺土⁺	3655
己酉	土⁻金⁻	8146
庚子	金⁺水⁺	1819
癸卯	水⁻木⁻	6382

水⁻ 相生		
계유(癸酉)체질		
癸酉	水⁻金⁻	6346
庚辰	金⁺土⁺	1855
己巳	土⁻火⁻	8128
丙寅	火⁺木⁺	3637
乙亥	木⁻水⁻	4564
壬申	水⁺金⁺	6391
壬申	水⁺金⁺	6391
乙亥	木⁻水⁻	4564
丙寅	火⁺木⁺	3637
己巳	土⁻火⁻	8128
庚辰	金⁺土⁺	1855
癸酉	水⁻金⁻	6346

水⁻ 相生		
계해(癸亥)체질		
癸亥	水⁻水⁻	6364
庚申	金⁺金⁺	1891
己未	土⁻土⁻	8100
丙午	火⁺火⁺	3673
乙卯	木⁻木⁻	4582
壬子	水⁺水⁺	6319
壬子	水⁺水⁺	6319
乙卯	木⁻木⁻	4582
丙午	火⁺火⁺	3673
己未	土⁻土⁻	8100
庚申	金⁺金⁺	1891
癸亥	水⁻水⁻	6364

水⁻ 相剋		
계축(癸丑)체질		
癸丑	水⁻土⁻	6300
戊寅	土⁺木⁺	7237
乙酉	木⁻金⁻	4546
庚午	金⁺火⁺	1873
丁亥	火⁻水⁻	3664
壬戌	水⁺土⁺	6355
壬戌	水⁺土⁺	6355
丁亥	火⁻水⁻	3664
庚午	金⁺火⁺	1873
乙酉	木⁻金⁻	4546
戊寅	土⁺木⁺	7237
癸丑	水⁻土⁻	6300

水⁻ 相剋		
계사(癸巳)체질		
癸巳	水⁻火⁻	6328
戊子	土+水+	7219
乙丑	木⁻土⁻	4500
庚寅	金+木+	1837
丁酉	火⁻金⁻	3646
壬午	水+火+	6373
壬午	水+火+	6373
丁酉	火⁻金⁻	3646
庚寅	金+木+	1837
乙丑	木⁻土⁻	4500
戊子	土+水+	7219
癸巳	水⁻火⁻	6328

水⁻ 相剋		
계미(癸未)체질		
癸未	水⁻土⁻	6300
戊寅	土+木+	7237
乙酉	木⁻金⁻	4546
庚午	金+火+	1873
丁亥	火⁻水⁻	3664
壬辰	水+土+	6355
壬辰	水+土+	6355
丁亥	火⁻水⁻	3664
庚午	金+火+	1873
乙酉	木⁻金⁻	4546
戊寅	土+木+	7237
癸未	水⁻土⁻	6300

제2장
입문자(入門者)용 수련표

　입문자(入門者)용 수련표는 처음 이 수련을 하시는 모든 분에게 해당된다. 다른 곳에서 선도(仙道) 수련이나 기(氣)수련을 했던 분들이라도 입문자용 수련표에 의지해서 수련을 시작해야 한다. 물론 경험이 있으면, 다음 단계로 올라가는데 시간이 단축될 가능성은 있다. 그러나 사람의 근기(根器)가 다 달라서 일정치가 않다. 예전에 기(氣) 수련을 전혀 해보지 않았던 분도 기감(氣感)이 좋으신 분들은 성취가 빨라, 공부의 진전이 다른 사람들에 비해 훨씬 빠르다. 상대적으로 기감이 전혀 없거나, 기감이 둔하신 분들은 상대적으로 공부의 진전이 늦다가 어느 수준까지 오면 빠른 속도로 공부의 진전을 이루는 사람들이 있다. 기감(氣感)이 있든 없든, 모든 사람이 사기(邪氣)를 정화(淨化)하고 나면, 몸이 편안해짐을 느끼고 병(病)이 치료되는 것을 경험하게 된다. 꾸준하게 수련하다 보면, 거의 모든 사람이 얼굴색은 맑아지고 광채가 나기 시작한다.
　무극(無極)에서 한마음의 존재에 점을 찍어 태극(太極)이 되었고, 그 한마음에서 드러난 것과 갈무리 된 것으로 갈라져, 드러난 것은 양(陽)이 되고, 갈무리 되어 속에 있는 것은 음(陰)이 되어, 이 둘에서 오행(五行)이 나오게 된 것이다.

이러한 오행에서 우리의 몸을 받게 된 것이다. 무극에서 오행으로 떨어진 이 몸을 수련해서 오행(五行)에서 음양(陰陽)체질을 만들고, 음양에서 태극(太極)체질을 만들어 승격하고, 태극체질에서 무극(無極)으로 환원시키면 되는 것이다.

옛 선인들은 금단(金丹)을 만들어 장생불로(長生不老)를 꿈꾸었지만, 대도(大道)를 수련하게 하기 위한 미끼였을 뿐, 실답게 장생불로(長生不老)의 법이 있는 것은 아니었다. 지금 이 책에서 소개하는 수련법은 선천수와 후천수를 활용해서, 기존에 있는 60갑자에 배대해서 기(氣)의 종류를 분류해 놓은 것이다.

기(氣)에는 크게 분류해서 두 종류가 있다. 질병을 유발하는 사기(邪氣)와 인체를 정상적으로 유지 존속시키는 정기(正氣)이다. 정기(正氣)와 사기(邪氣)는 기(氣)의 구조 자체가 다르다. 그래서 사기(邪氣)를 정화하는 수련표와 체질을 개선하는 수련표를 보면, 확연하게 차이가 나는 것을 알 수 있다.

체질표는 음(陰)·양(陽)으로 조화롭게 이루어져 있지만, 사기(邪氣)는 양(陽)이면 양(陽), 음(陰)이면 음(陰)으로 치우쳐 있다. 수련표에 따라 수인(手印)을 잡고 고요히 정좌해서 수(數)를 염(念)하면 천지우주(天地宇宙)로부터 동질인 기운의 힘을 얻게 된다. 이러한 기운은 염력(念力)이 강할수록 더 큰 파워를 얻게 되어 공명음을 일으키면서 몸속에 있는 사기(邪氣)들을 모두 정화

(淨化)해 버린다. 정화하고 난 뒤에 얼굴색을 거울로 보고 확인하면, 정화하기 전의 얼굴과 확연하게 차이가 남을 알 수 있게 된다. 필자는 종종 회원들에게 스마트폰으로 정화하기 전의 얼굴을 찍게 해서, 수련하고 난 후의 얼굴과 비교를 하게 한다. 이렇게 확인하게 되면, 수련에 대한 믿음과 신심이 더욱 커지게 된다. 꾸준히 몇 년간을 수련하면, 완전히 다른 사람이 되어있다.

오행(五行)에서 역(逆)으로 거슬러 올라가서 무극(無極)에 이르는 방법을 찾고자 예부터 많은 기인달사(奇人達士)가 노력했지만, 다 실패로 돌아갔다. 지금 이 책에서 소개한 수련법을 꾸준하게 실행만 하면 틀림없이 기대 이상의 큰 효과를 얻으리라. 그 이치(理致)는 간단하다. 질병(疾病)을 유발하는 사기(邪氣)를 먼저 알고서 정화(淨化)를 해버리면, 건강한 몸을 계속 유지하면서 정기(正氣)는 항상 몸 안에 가득하게 되니, 어찌 젊음이 오래도록 유지되지 않겠는가? 많은 사람이 이 수련법을 이용해서 젊고 건강한 몸을 오래도록 유지하길 바란다.

천간과 지지에 해당하는 선천수와 후천수를 배대한 수련표를 보면 염송시 잡아야 할 수인(手印)이 적혀 있다. 입문자용 수련표에는 우측에, 숙련자용 수련표에는 하단에 있다. 필요한 수인은 검결(劍訣)과 도결(刀訣) 그리고 무극(無極)이다. 수를 염(念)함과 동시에 잡고 있어야 할 수인은 검결과 도결이다. 검결은 사진에서 보는 것처럼 네 번째와 다섯 번째 손가락을 주먹 쥐듯 접고 엄지손가락을 굽혀서 접은 두 손가락의 끝마디에 올려놓고, 두 번째와 세 번째 손가락은 곧게 펴면 된다. 도결은 검결과 반대이다. 두 번째와 세 번째 손가락을 굽혀서 끝마디에 엄지손가락 끝마디를 올려놓고, 네 번째와 다섯 번째 손가락은 곧게 편다. 검결은 음의 성질을 가진 수인이므로 수련표 첫 줄의 첫 번째 수(장부를 나타냄)가 양일 때 이를 극하기 위해 사용하며, 반대로 도결은 양의 성질을 가진 수인이므로 수련표 첫 줄의 첫 번째 수가 음일 때 이를 극하기 위해 사용한다. 주의할 점이 있다. 쭉 편 두 손가락의 방향이 정면(직선)을 향하게 하지 않고, 방향을 약간 안쪽으로 틀어서 사선이 되도록 붙잡아야 한다. 무리하지 않도록 자연스럽게 조금만 안쪽으로 틀면 된다. 정면을 향하게 하면 검결과 도결이 되지 않고 각각 음의 수인 양의 수인이 되기 때문이다.

무극 수인은 수를 염하는 과정을 마친 뒤에 이어서 한다. 두 손바닥을 쭉 펴서 각각 양 무릎 위에 손바닥이 아래로 가게 해서 편하게 올려놓으면 된다.

무극 수인을 충분히 하고 나면 두 손을 가슴 앞에 세워서 마주합치고 끝낸다. 이것이 합장(合掌)이다.

수련의 전 과정은 눈을 감고 하는 것이 원칙이다.

수인을 잡는 모습은 다음과 같다.

수인을 잡는 모습

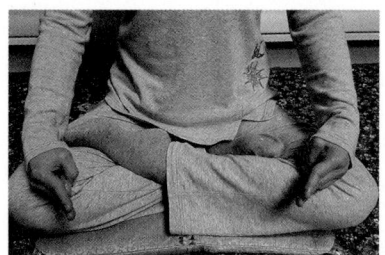

검결(劍訣)

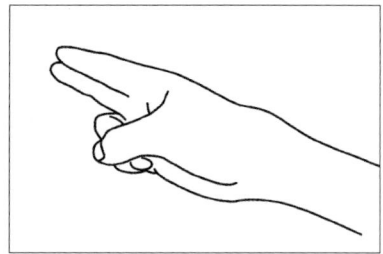

검결수인

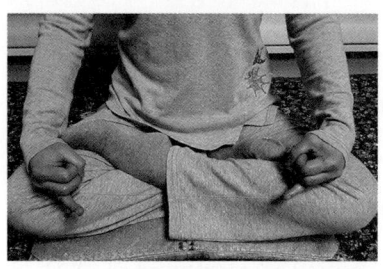

도결(刀訣)

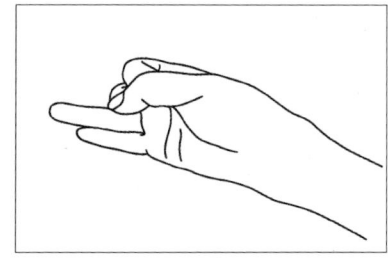

도결수인

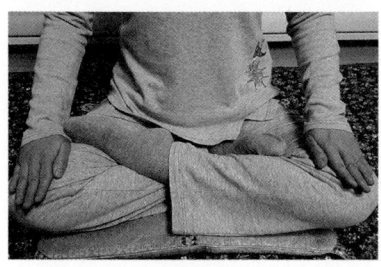

무극(無極)

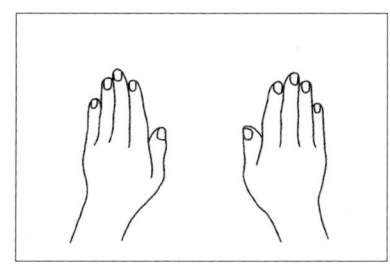

무극수인

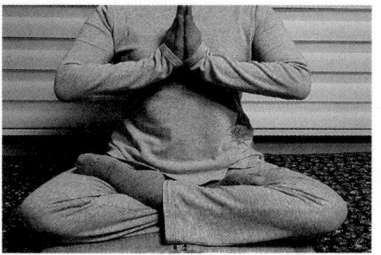

합장(合掌)

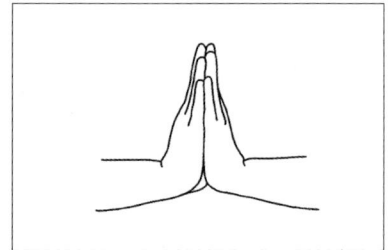

합장

1. 갑자(甲子)

木水　5419	
土火　7273	
水金　6391	
火木　3637	右: 劍訣　左: 劍訣
金土　1855	無極
木水　4564	
木水　4564	
金土　2700	
火木　3682	
水金　6346	右: 刀訣　左: 刀訣
土火　8128	無極
木水　5419	合掌

2. 갑인(甲寅)

木木　5437 土土　7255 水水　6319 火火　3673 金金　1891 木木　4582	右: 劍訣　左: 劍訣 無極
木木　4582 金金　2746 火火　3628 水水　6364 土土　8100 木木　5437	右: 刀訣　左: 刀訣 無極 合掌

3. 갑오(甲午)

木火 5473		
土金 7291		
水木 6337		
火土 3655	右: 劍訣　左: 劍訣	
金水 1819	無極	
木火 4528		
木火 4528		
金水 2764		
火土 3600		
水木 6382	右: 刀訣　左: 刀訣	
土金 8146	無極	
木火 5473	合掌	

4. 갑진(甲辰)

木土　5455　 土水　7219　 水火　6373　 火金　3691　 金木　1837　 木土　4500　 木土　4500　 金木　2782　 火金　3646　 水火　6328　 土水　8164　 木土　5455	 右: 劍訣　左: 劍訣 無極 右: 刀訣　左: 刀訣 無極 合掌

5. 갑술(甲戌)

木土　5455	
土水　7219	
水火　6373	
火金　3691	右: 劍訣　左: 劍訣
金木　1837	無極
木土　4500	
木土　4500	
金木　2782	
火金　3646	
水火　6328	右: 刀訣　左: 刀訣
土水　8164	無極
木土　5455	合掌

6. 갑신(甲申)

木金　5491　 土木　7237　 水土　6355　 火水　3619　 金火　1873　 木金　4546　 木金　4546　 金火　2728　 火水　3664　 水土　6300　 土木　8182　 木金　5491	 右: 劍訣　左: 劍訣 無極 右: 刀訣　左: 刀訣 無極 合掌

7. 을해(乙亥)

木水　4564	
金土　2700	
火木　3682	
水金　6346	右: 刀訣　左: 刀訣
土火　8128	無極
木水　5419	
木水　5419	
土火　7273	
水金　6391	
火木　3637	右: 劍訣　左: 劍訣
金土　1855	無極
木水　4564	合掌

8. 을묘(乙卯)

木木　4582	
金金　2746	
火火　3628	
水水　6364	右: 刀訣　左: 刀訣
土土　8100	無極
木木　5437	
木木　5437	
土土　7255	
水水　6319	
火火　3673	右: 劍訣　左: 劍訣
金金　1891	無極
木木　4582	合掌

9. 을사(乙巳)

木火　4528	
金水　2764	
火土　3600	
水木　6382	右: 刀訣　左: 刀訣
土金　8146	無極
木火　5473	
木火　5473	
土金　7291	
水木　6337	
火土　3655	右: 劍訣　左: 劍訣
金水　1819	無極
木火　4528	合掌

10. 을미(乙未)

木土　4500	
金木　2782	
火金　3646	
水火　6328	右: 刀訣　左: 刀訣
土水　8164	無極
木土　5455	
木土　5455	
土水　7219	
水火　6373	
火金　3691	右: 劍訣　左: 劍訣
金木　1837	無極
木土　4500	合掌

11. 을축(乙丑)

木土　4500	
金木　2782	
火金　3646	
水火　6328	右: 刀訣　　左: 刀訣
土水　8164	無極
木土　5455	
木土　5455	
土水　7219	
水火　6373	
火金　3691	右: 劍訣　　左: 劍訣
金木　1837	無極
木土　4500	合掌

12. 을유(乙酉)

木金　4546　 金火　2728　 火水　3664　 水土　6300　 土木　8182　 木金　5491	右: 刀訣　左: 刀訣 無極
木金　5491　 土木　7237　 水土　6355　 火水　3619　 金火　1873　 木金　4546	右: 劍訣　左: 劍訣 無極 合掌

13. 병자(丙子)

火水 3619		
金火 1873		
木金 5491		
土木 7237	右: 劍訣 左: 劍訣	
水土 6355	無極	
火水 3664		
火水 3664		
水土 6300		
土木 8182		
木金 4546	右: 刀訣 左: 刀訣	
金火 2728	無極	
火水 3619	合掌	

14. 병인(丙寅)

火木　3637　 金土　1855　 木水　5419　 土火　7273　 水金　6391　 火木　3682	右: 劍訣　左: 劍訣 無極
火木　3682　 水金　6346　 土火　8128　 木水　4564　 金土　2700　 火木　3637	右: 刀訣　左: 刀訣 無極 合掌

15. 병오(丙午)

火火 3673		
金金 1891		
木木 5437		
土土 7255	右: 劍訣	左: 劍訣
水水 6319	無極	
火火 3628		
火火 3628		
水水 6364		
土土 8100		
木木 4582	右: 刀訣	左: 刀訣
金金 2746	無極	
火火 3673	合掌	

16. 병진(丙辰)

火土　3655	
金水　1819	
木火　5473	
土金　7291	右: 劍訣　左: 劍訣
水木　6337	無極
火土　3600	
火土　3600	
水木　6382	
土金　8146	
木火　4528	右: 刀訣　左: 刀訣
金水　2764	無極
火土　3655	合掌

17. 병술(丙戌)

火土　3655	
金水　1819	
木火　5473	
土金　7291	右: 劍訣　左: 劍訣
水木　6337	無極
火土　3600	
火土　3600	
水木　6382	
土金　8146	
木火　4528	右: 刀訣　左: 刀訣
金水　2764	無極
火土　3655	合掌

18. 병신(丙申)

火金　3691 金木　1837 木土　5455 土水　7219 水火　6373 火金　3646	右: 劍訣　左: 劍訣 無極
火金　3646 水火　6328 土水　8164 木土　4500 金木　2782 火金　3691	右: 刀訣　左: 刀訣 無極 合掌

19. 정해(丁亥)

火水　3664　 水土　6300　 土木　8182　 木金　4546　 金火　2728　 火水　3619	右: 刀訣　左: 刀訣 無極
火水　3619　 金火　1873　 木金　5491　 土木　7237　 水土　6355　 火水　3664	右: 劍訣　左: 劍訣 無極 合掌

20. 정묘(丁卯)

火木　3682	
水金　6346	
土火　8128	
木水　4564	右: 刀訣　左: 刀訣
金土　2700	無極
火木　3637	
火木　3637	
金土　1855	
木水　5419	
土火　7273	右: 劍訣　左: 劍訣
水金　6391	無極
火木　3682	合掌

21. 정사(丁巳)

火火 3628		
水水 6364		
土土 8100		
木木 4582	右: 刀訣　左: 刀訣	
金金 2746	無極	
火火 3673		
火火 3673		
金金 1891		
木木 5437		
土土 7255	右: 劍訣　左: 劍訣	
水水 6319	無極	
火火 3628	合掌	

22. 정미(丁未)

火土　3600	
水木　6382	
土金　8146	
木火　4528	右: 刀訣　左: 刀訣
金水　2764	無極
火土　3655	
火土　3655	
金水　1819	
木火　5473	
土金　7291	右: 劍訣　左: 劍訣
水木　6337	無極
火土　3600	合掌

23. 정축(丁丑)

火土　3600	
水木　6382	
土金　8146	
木火　4528	右: 刀訣　左: 刀訣
金水　2764	無極
火土　3655	
火土　3655	
金水　1819	
木火　5473	
土金　7291	右: 劍訣　左: 劍訣
水木　6337	無極
火土　3600	合掌

24. 정유(丁酉)

火金　3646	
水火　6328	
土水　8164	
木土　4500	右: 刀訣　左: 刀訣
金木　2782	無極
火金　3691	
火金　3691	
金木　1837	
木土　5455	
土水　7219	右: 劍訣　左: 劍訣
水火　6373	無極
火金　3646	合掌

25. 무자(戊子)

土水　7219 水火　6373 火金　3691 金木　1837 木土　5455 土水　8164	右: 劍訣　左: 劍訣 無極
土水　8164 木土　4500 金木　2782 火金　3646 水火　6328 土水　7219	右: 刀訣　左: 刀訣 無極 合掌

26. 무인(戊寅)

土木　7237　 水土　6355　 火水　3619　 金火　1873　 木金　5491　 土木　8182	右: 劍訣　左: 劍訣 無極
土木　8182　 木金　4546　 金火　2728　 火水　3664　 水土　6300　 土木　7237	右: 刀訣　左: 刀訣 無極 合掌

27. 무오(戊午)

土火　7273	
水金　6391	
火木　3637	
金土　1855	右: 劍訣　　左: 劍訣
木水　5419	無極
土火　8128	
土火　8128	
木水　4564	
金土　2700	
火木　3682	右: 刀訣　　左: 刀訣
水金　6346	無極
土火　7273	合掌

28. 무진(戊辰)

土土　7255	
水水　6319	
火火　3673	
金金　1891	右: 劍訣　左: 劍訣
木木　5437	無極
土土　8100	
土土　8100	
木木　4582	
金金　2746	
火火　3628	右: 刀訣　左: 刀訣
水水　6364	無極
土土　7255	合掌

29. 무술(戊戌)

土土	7255		
水水	6319		
火火	3673		
金金	1891	右: 劍訣	左: 劍訣
木木	5437	無極	
土土	8100		
土土	8100		
木木	4582		
金金	2746		
火火	3628	右: 刀訣	左: 刀訣
水水	6364	無極	
土土	7255	合掌	

30. 무신(戊申)

土金　7291　 水木　6337　 火土　3655　 金水　1819　 木火　5473　 土金　8146　 土金　8146　 木火　4528　 金水　2764　 火土　3600　 水木　6382　 土金　7291	 右: 劍訣　左: 劍訣 無極 右: 刀訣　左: 刀訣 無極 合掌

31. 기해(己亥)

土水　8164　 木土　4500　 金木　2782　 火金　3646　 水火　6328　 土水　7219　 土水　7219　 水火　6373　 火金　3691　 金木　1837　 木土　5455　 土水　8164	 右: 刀訣　左: 刀訣 無極 右: 劍訣　左: 劍訣 無極 合掌

32. 기묘(己卯)

土木　8182 木金　4546 金火　2728 火水　3664 水土　6300 土木　7237	右: 刀訣　左: 刀訣 無極
土木　7237 水土　6355 火水　3619 金火　1873 木金　5491 土木　8182	右: 劍訣　左: 劍訣 無極 合掌

33. 기사(己巳)

土火　8128　 木水　4564　 金土　2700　 火木　3682　 水金　6346　 土火　7273	右: 刀訣　左: 刀訣 無極
土火　7273　 水金　6391　 火木　3637　 金土　1855　 木水　5419　 土火　8128	右: 劍訣　左: 劍訣 無極 合掌

34. 기미(己未)

土土　8100	
木木　4582	
金金　2746	
火火　3628	右: 刀訣　左: 刀訣
水水　6364	無極
土土　7255	
土土　7255	
水水　6319	
火火　3673	
金金　1891	右: 劍訣　左: 劍訣
木木　5437	無極
土土　8100	合掌

35. 기축(己丑)

土土	8100		
木木	4582		
金金	2746		
火火	3628	右: 刀訣	左: 刀訣
水水	6364	無極	
土土	7255		
土土	7255		
水水	6319		
火火	3673		
金金	1891	右: 劍訣	左: 劍訣
木木	5437	無極	
土土	8100	合掌	

36. 기유(己酉)

土金　8146 木火　4528 金水　2764 火土　3600 水木　6382 土金　7291	右: 刀訣　　左: 刀訣 無極
土金　7291 水木　6337 火土　3655 金水　1819 木火　5473 土金　8146	右: 劍訣　　左: 劍訣 無極 合掌

37. 경자(庚子)

金水　1819　 木火　5473　 土金　7291　 水木　6337　 火土　3655　 金水　2764	右: 劍訣　左: 劍訣 無極
金水　2764　 火土　3600　 水木　6382　 土金　8146　 木火　4528　 金水　1819	右: 刀訣　左: 刀訣 無極 合掌

38. 경인(庚寅)

金木　1837 木土　5455 土水　7219 水火　6373 火金　3691 金木　2782	右: 劍訣　左: 劍訣 無極
金木　2782 火金　3646 水火　6328 土水　8164 木土　4500 金木　1837	右: 刀訣　左: 刀訣 無極 合掌

39. 경오(庚午)

金火　1873	
木金　5491	
土木　7237	
水土　6355	右: 劍訣　左: 劍訣
火水　3619	無極
金火　2728	
金火　2728	
火水　3664	
水土　6300	
土木　8182	右: 刀訣　左: 刀訣
木金　4546	無極
金火　1873	合掌

40. 경진(庚辰)

金土　1855	
木水　5419	
土火　7273	
水金　6391	右: 劍訣　左: 劍訣
火木　3637	無極
金土　2700	
金土　2700	
火木　3682	
水金　6346	
土火　8128	右: 刀訣　左: 刀訣
木水　4564	無極
金土　1855	合掌

41. 경술(庚戌)

金土　1855 木水　5419 土火　7273 水金　6391 火木　3637 金土　2700	右: 劍訣　左: 劍訣 無極
金土　2700 火木　3682 水金　6346 土火　8128 木水　4564 金土　1855	右: 刀訣　左: 刀訣 無極 合掌

42. 경신(庚申)

金金　1891 木木　5437 土土　7255 水水　6319 火火　3673 金金　2746	右: 劍訣　左: 劍訣 無極
金金　2746 火火　3628 水水　6364 土土　8100 木木　4582 金金　1891	右: 刀訣　左: 刀訣 無極 合掌

43. 신해(辛亥)

金水 2764		
火土 3600		
水木 6382		
土金 8146	右: 刀訣　左: 刀訣	
木火 4528	無極	
金水 1819		
金水 1819		
木火 5473		
土金 7291		
水木 6337	右: 劍訣　左: 劍訣	
火土 3655	無極	
金水 2764	合掌	

44. 신묘(辛卯)

金木　2782	
火金　3646	
水火　6328	
土水　8164	右: 刀訣　左: 刀訣
木土　4500	無極
金木　1837	
金木　1837	
木土　5455	
土水　7219	
水火　6373	右: 劍訣　左: 劍訣
火金　3691	無極
金木　2782	合掌

45. 신사(辛巳)

金火	2728		
火水	3664		
水土	6300		
土木	8182	右:刀訣	左:刀訣
木金	4546	無極	
金火	1873		
金火	1873		
木金	5491		
土木	7237		
水土	6355	右:劍訣	左:劍訣
火水	3619	無極	
金火	2728	合掌	

46. 신미(辛未)

金土　2700	
火木　3682	
水金　6346	
土火　8128	右: 刀訣　　左: 刀訣
木水　4564	無極
金土　1855	
金土　1855	
木水　5419	
土火　7273	
水金　6391	右: 劍訣　　左: 劍訣
火木　3637	無極
金土　2700	合掌

47. 신축(辛丑)

金土　2700	
火木　3682	
水金　6346	
土火　8128	右: 刀訣　左: 刀訣
木水　4564	無極
金土　1855	
金土　1855	
木水　5419	
土火　7273	
水金　6391	右: 劍訣　左: 劍訣
火木　3637	無極
金土　2700	合掌

48. 신유(辛酉)

金金　2746	
火火　3628	
水水　6364	
土土　8100	右: 刀訣　左: 刀訣
木木　4582	無極
金金　1891	
金金　1891	
木木　5437	
土土　7255	
水水　6319	右: 劍訣　左: 劍訣
火火　3673	無極
金金　2746	合掌

49. 임자(壬子)

水水　6319　 火火　3673　 金金　1891　 木木　5437　 土土　7255　 水水　6364	右: 劍訣　左: 劍訣 無極
水水　6364　 土土　8100　 木木　4582　 金金　2746　 火火　3628　 水水　6319	右: 刀訣　左: 刀訣 無極 合掌

50. 임인(壬寅)

水木　6337 火土　3655 金水　1819 木火　5473 土金　7291 水木　6382 水木　6382 土金　8146 木火　4528 金水　2764 火土　3600 水木　6337	 右: 劍訣　左: 劍訣 無極 右: 刀訣　左: 刀訣 無極 合掌

51. 임오(壬午)

水火 6373		
火金 3691		
金木 1837		
木土 5455	右: 劍訣　左: 劍訣	
土水 7219	無極	
水火 6328		
水火 6328		
土水 8164		
木土 4500		
金木 2782	右: 刀訣　左: 刀訣	
火金 3646	無極	
水火 6373	合掌	

52. 임진(壬辰)

水土　6355 火水　3619 金火　1873 木金　5491 土木　7237 水土　6300 水土　6300 土木　8182 木金　4546 金火　2728 火水　3664 水土　6355	 右: 劍訣　左: 劍訣 無極 右: 刀訣　左: 刀訣 無極 合掌

53. 임술(壬戌)

水土　6355	
火水　3619	
金火　1873	
木金　5491	右: 劍訣　左: 劍訣
土木　7237	無極
水土　6300	
水土　6300	
土木　8182	
木金　4546	
金火　2728	右: 刀訣　左: 刀訣
火水　3664	無極
水土　6355	合掌

54. 임신(壬申)

水金　6391　 火木　3637　 金土　1855　 木水　5419　 土火　7273　 水金　6346　 水金　6346　 土火　8128　 木水　4564　 金土　2700　 火木　3682　 水金　6391	 右: 劍訣　左: 劍訣 無極 右: 刀訣　左: 刀訣 無極 合掌

55. 계해(癸亥)

水水　6364	
土土　8100	
木木　4582	
金金　2746	右: 刀訣　左: 刀訣
火火　3628	無極
水水　6319	
水水　6319	
火火　3673	
金金　1891	
木木　5437	右: 劍訣　左: 劍訣
土土　7255	無極
水水　6364	合掌

56. 계묘(癸卯)

水木　6382 土金　8146 木火　4528 金水　2764 火土　3600 水木　6337 水木　6337 火土　3655 金水　1819 木火　5473 土金　7291 水木　6382	右: 刀訣　左: 刀訣 無極 右: 劍訣　左: 劍訣 無極 合掌

57. 계사(癸巳)

水火　6328	
土水　8164	
木土　4500	
金木　2782	右: 刀訣　　左: 刀訣
火金　3646	無極
水火　6373	
水火　6373	
火金　3691	
金木　1837	
木土　5455	右: 劍訣　　左: 劍訣
土水　7219	無極
水火　6328	合掌

58. 계미(癸未)

水土　6300	
土木　8182	
木金　4546	
金火　2728	右: 刀訣　左: 刀訣
火水　3664	無極
水土　6355	
水土　6355	
火水　3619	
金火　1873	
木金　5491	右: 劍訣　左: 劍訣
土木　7237	無極
水土　6300	合掌

59. 계축(癸丑)

水土　6300	
土木　8182	
木金　4546	
金火　2728	右: 刀訣　左: 刀訣
火水　3664	無極
水土　6355	
水土　6355	
火水　3619	
金火　1873	
木金　5491	右: 劍訣　左: 劍訣
土木　7237	無極
水土　6300	合掌

60. 계유(癸酉)

水金　6346 土火　8128 木水　4564 金土　2700 火木　3682 水金　6391	右: 刀訣　左: 刀訣 無極
水金　6391 火木　3637 金土　1855 木水　5419 土火　7273 水金　6346	右: 劍訣　左: 劍訣 無極 合掌

제3장
숙련자(熟練者)용 수련표

　숙련자용 수련표는 입문(入門) 수련의 과정을 모두 거치고 난 후에 할 수 있는 수련이다. 수련하는 처음 시기에는 몸에 침입하는 사기(邪氣)가 단순한 구조를 가진 것들이다. 시간이 지날수록 사기(邪氣) 또한 인체에서 살아남기 위해 복잡한 구조를 가진 파워가 강한 사기(邪氣)가 들어온다. 이러한 현상 때문에 어떤 분들은 지레 겁을 먹고, 수련을 포기하는 분들도 간혹 있다. 이러한 시기만 지나면, 수련할수록 수(數)를 염(念)하는 힘은 커지고 사기(邪氣)를 정화(淨化)하는 속도도 빨라지게 됨을 느끼게 된다. 인체에 침입하는 사기(邪氣)가 복잡하게 된 구조로 점차 강하게 되는 현상은, 현대의학에서 병을 치료하기 위해 항생제를 쓰다 보면 계속해서 단위가 높아지는 것과 같은 것이다. 침입하는 병인(病因)이 되는 사기가 점차 강력한 것이 들어 오고, 약에 대한 내성(耐性)도 생겨 있기 때문이다. 이런 까닭으로 항생제의 단위가 갈수록 높아지는 것이다. 그러나, 현대의학에서 사용하는 항생제는 인체에 큰 부작용을 초래하지만, 수련을 통해서 사기(邪氣)를 정화하면 아무런 부작용이 없다.

몸에 침입하는 사기(邪氣)들을 계속해서 수련을 통해 정화(淨化)하다 보면, 아무리 구조가 복잡한(바이러스 포함) 사기가 들어와서 인체 내에 잠복하더라도 이른 시간 안에 정화하게 되는 것을 경험할 것이다. 그만큼 수(數)를 염(念)하는 관성이 커져 내공(內功)이 생기게 된 것이다. 이러한 것이 계속 반복되어 시간이 지나면 공력이 쌓여 다음 단계로 도약할 수 있게 된다. 다음 단계는 수(數)를 염(念)하지 않고 정좌해서 음(陰)·양(陽)의 수인(手印)만 잡고서 간단하게 사기(邪氣)를 정화할 수 있게 된다. 사기의 세력과 파워가 센 것들이 들어온다고 겁낼 필요가 없다. 계속해서 수련하다 보면, 몸의 내공(內功)은 점차 쌓여 사기(邪氣)에 대한 저항력도 커진다. 구조가 복잡하고 파워가 강한 사기가 들어올수록 저항력은 커지고, 사기를 정화하는 시간이 더욱 단축되는 것을 경험할 것이다. 모든 일을 지엽적인 곳에서 해결하는 것보다 근본에서 문제를 찾아 해결하는 것이 효과적이다. 질병을 일으키는 최초의 단계에서 문제를 해결하니 큰 효과를 발휘하는 것이다. 현대의학에선 세포(細胞)에서 착안점을 두는데, 우리는 병든 세포를 만드는 주된 원인인 사기(邪氣)를 근원에서 정화(淨化)해서 없애 버리니, 얼마나 큰 효과가 있으며 쉽지 않겠는가.

이 모든 것이 음양오행이 바탕이 되어 이루어진 것이다. 이 음양(陰陽)으로 해결하는 단계에 들어가기 전에 아직 오행 단계가 끝나지 않은 것이 있다. 바로 한열(寒熱)의 사기가 섞여 있고, 풍한습(風寒濕)의 사기(邪氣)가 같이 뒤섞인 것을 수련해야만 한다. 여태껏 수련해서 정화(淨化)한 사기보다는 더욱 복잡하게 진화(進化)된 사기인 것이다. 일례를 들자면, 코가 막히면서 차가운 콧물이 흘러내리면, 한열(寒熱)이 섞인 병증(病症)이다. 이때는 먼저 신해(辛亥)의 사기를 정화해서 콧물이 흐르는 것을 치료하고, 코가 막히는 증상은 열에 속하므로 신사(辛巳)의 사기를 정화해야 한다. 만약 목감기가 심하면서 열이 있으면 외감(外感)으로 인한 감기이므로 신유(辛酉) 사기를 정화해서 해열(解熱)을 시키면 된다.

 이처럼 한 가지 사기(邪氣)가 아닌 두세 가지 사기가 함께 뒤섞여 있는 것도 있다. 하나 더 예를 들자면, 중년 이후 남성들의 고질병인 '전립선비대증'은, 앞글에서 언급했듯이 병증(病症)이 단순한 것일 때는 계축(癸丑) 사기 하나만 정화해도 되지만, 병이 좀 심화(深化)되었을 때는 계축(癸丑)과 계묘(癸卯)의 사기(邪氣)가 섞여 있다. 빈뇨(頻尿)가 있을 때는 계유(癸酉)로 치료가 되지만, 병(病)이 심화(深化)되었을 때는 계유(癸酉)와 계사(癸巳)가 섞여 있다. '전립선비대증'이 더 심화(深化)되었을 때는 계축(癸丑)·계묘(癸卯)·계유(癸酉)의 사기(邪氣)가 모두 섞여 있는 병증(病症)이 있을 수도 있다. 이때는 계축(癸丑)·계묘(癸卯)·계유(癸酉)의 수련표를 찾아서 순서대로 수련하면 된다.

1. 갑자(甲子)

甲子 木水　5419 乙亥 木水　4564 戊子 土水　7219 己亥 土水　8164 壬子 水水　6319 癸亥 水水　6364 丙子 火水　3619 丁亥 火水　3664 庚子 金水　1819 辛亥 金水　2764 乙亥 木水　4564 甲子 木水　5419	乙亥 木水　4564 甲子 木水　5419 辛亥 金水　2764 庚子 金水　1819 丁亥 火水　3664 丙子 火水　3619 癸亥 水水　6364 壬子 水水　6319 己亥 土水　8164 戊子 土水　7219 甲子 木水　5419 乙亥 木水　4564
右: 劍訣　左: 劍訣	右: 刀訣　左: 刀訣 無極 合掌

2. 갑인(甲寅)

甲寅 木木　5437 乙卯 木木　4582 戊寅 土木　7237 己卯 土木　8182 壬寅 水木　6337 癸卯 水木　6382 丙寅 火木　3637 丁卯 火木　3682 庚寅 金木　1837 辛卯 金木　2782 乙卯 木木　4582 甲寅 木木　5437	乙卯 木木　4582 甲寅 木木　5437 辛卯 金木　2782 庚寅 金木　1837 丁卯 火木　3682 丙寅 火木　3637 癸卯 水木　6382 壬寅 水木　6337 己卯 土木　8182 戊寅 土木　7237 甲寅 木木　5437 乙卯 木木　4582
右: 劍訣　左: 劍訣	右: 刀訣　左: 刀訣 無極 合掌

3. 갑오(甲午)

甲午 木火　5473 乙巳 木火　4528 戊午 土火　7273 己巳 土火　8128 壬午 水火　6373 癸巳 水火　6328 丙午 火火　3673 丁巳 火火　3628 庚午 金火　1873 辛巳 金火　2728 乙巳 木火　4528 甲午 木火　5473	乙巳 木火　4528 甲午 木火　5473 辛巳 金火　2728 庚午 金火　1873 丁巳 火火　3628 丙午 火火　3673 癸巳 水火　6328 壬午 水火　6373 己巳 土火　8128 戊午 土火　7273 甲午 木火　5473 乙巳 木火　4528
右: 劍訣　左: 劍訣	右: 刀訣　左: 刀訣 無極 合掌

4. 갑진(甲辰)

甲辰 木土　5455 乙未 木土　4500 戊辰 土土　7255 己未 土土　8100 壬辰 水土　6355 癸未 水土　6300 丙辰 火土　3655 丁未 火土　3600 庚辰 金土　1855 辛未 金土　2700 乙未 木土　4500 甲辰 木土　5455	乙未 木土　4500 甲辰 木土　5455 辛未 金土　2700 庚辰 金土　1855 丁未 火土　3600 丙辰 火土　3655 癸未 水土　6300 壬辰 水土　6355 己未 土土　8100 戊辰 土土　7255 甲辰 木土　5455 乙未 木土　4500
右: 劍訣　左: 劍訣	右: 刀訣　左: 刀訣 無極 合掌

5. 갑술(甲戌)

甲戌 木土 5455 乙丑 木土 4500 戊戌 土土 7255 己丑 土土 8100 壬戌 水土 6355 癸丑 水土 6300 丙戌 火土 3655 丁丑 火土 3600 庚戌 金土 1855 辛丑 金土 2700 乙丑 木土 4500 甲戌 木土 5455	乙丑 木土 4500 甲戌 木土 5455 辛丑 金土 2700 庚戌 金土 1855 丁丑 火土 3600 丙戌 火土 3655 癸丑 水土 6300 壬戌 水土 6355 己丑 土土 8100 戊戌 土土 7255 甲戌 木土 5455 乙丑 木土 4500
右: 劍訣　左: 劍訣	右: 刀訣　左: 刀訣 無極 合掌

6. 갑신(甲申)

甲申 木金 5491 乙酉 木金 4546 戊申 土金 7291 己酉 土金 8146 壬申 水金 6391 癸酉 水金 6346 丙申 火金 3691 丁酉 火金 3646 庚申 金金 1891 辛酉 金金 2746 乙酉 木金 4546 甲申 木金 5491	乙酉 木金 4546 甲申 木金 5491 辛酉 金金 2746 庚申 金金 1891 丁酉 火金 3646 丙申 火金 3691 癸酉 水金 6346 壬申 水金 6391 己酉 土金 8146 戊申 土金 7291 甲申 木金 5491 乙酉 木金 4546
右: 劍訣 左: 劍訣	右: 刀訣 左: 刀訣 無極 合掌

7. 을해(乙亥)

乙亥 木水 4564 甲子 木水 5419	甲子 木水 5419 乙亥 木水 4564
辛亥 金水 2764 庚子 金水 1819	戊子 土水 7219 己亥 土水 8164
丁亥 火水 3664 丙子 火水 3619	壬子 水水 6319 癸亥 水水 6364
癸亥 水水 6364 壬子 水水 6319	丙子 火水 3619 丁亥 火水 3664
己亥 土水 8164 戊子 土水 7219	庚子 金水 1819 辛亥 金水 2764
甲子 木水 5419 乙亥 木水 4564	乙亥 木水 4564 甲子 木水 5419
右: 刀訣 左: 刀訣	右: 劍訣 左: 劍訣 無極 合掌

8. 을묘(乙卯)

乙卯 木木　4582 甲寅 木木　5437	甲寅 木木　5437 乙卯 木木　4582
辛卯 金木　2782 庚寅 金木　1837	戊寅 土木　7237 己卯 土木　8182
丁卯 火木　3682 丙寅 火木　3637	壬寅 水木　6337 癸卯 水木　6382
癸卯 水木　6382 壬寅 水木　6337	丙寅 火木　3637 丁卯 火木　3682
己卯 土木　8182 戊寅 土木　7237	庚寅 金木　1837 辛卯 金木　2782
甲寅 木木　5437 乙卯 木木　4582	乙卯 木木　4582 甲寅 木木　5437
右: 刀訣　左: 刀訣	右: 劍訣　左: 劍訣 無極 合掌

제5부 선천수와 후천수를 이용한 수련법

9. 을사(乙巳)

乙巳 木火　4528 甲午 木火　5473 辛巳 金火　2728 庚午 金火　1873 丁巳 火火　3628 丙午 火火　3673 癸巳 水火　6328 壬午 水火　6373 己巳 土火　8128 戊午 土火　7273 甲午 木火　5473 乙巳 木火　4528	甲午 木火　5473 乙巳 木火　4528 戊午 土火　7273 己巳 土火　8128 壬午 水火　6373 癸巳 水火　6328 丙午 火火　3673 丁巳 火火　3628 庚午 金火　1873 辛巳 金火　2728 乙巳 木火　4528 甲午 木火　5473
右: 刀訣　左: 刀訣	右: 劍訣　左: 劍訣 無極 合掌

10. 을미(乙未)

乙未 木土　4500 甲辰 木土　5455 辛未 金土　2700 庚辰 金土　1855 丁未 火土　3600 丙辰 火土　3655 癸未 水土　6300 壬辰 水土　6355 己未 土土　8100 戊辰 土土　7255 甲辰 木土　5455 乙未 木土　4500	甲辰 木土　5455 乙未 木土　4500 戊辰 土土　7255 己未 土土　8100 壬辰 水土　6355 癸未 水土　6300 丙辰 火土　3655 丁未 火土　3600 庚辰 金土　1855 辛未 金土　2700 乙未 木土　4500 甲辰 木土　5455
右: 刀訣　左: 刀訣	右: 劍訣　左: 劍訣 無極 合掌

11. 을축(乙丑)

乙丑 木土 4500 甲戌 木土 5455 辛丑 金土 2700 庚戌 金土 1855 丁丑 火土 3600 丙戌 火土 3655 癸丑 水土 6300 壬戌 水土 6355 己丑 土土 8100 戊戌 土土 7255 甲戌 木土 5455 乙丑 木土 4500	甲戌 木土 5455 乙丑 木土 4500 戊戌 土土 7255 己丑 土土 8100 壬戌 水土 6355 癸丑 水土 6300 丙戌 火土 3655 丁丑 火土 3600 庚戌 金土 1855 辛丑 金土 2700 乙丑 木土 4500 甲戌 木土 5455
右: 刀訣　左: 刀訣	右: 劍訣　左: 劍訣 無極 合掌

12. 을유(乙酉)

乙酉 木金 4546 甲申 木金 5491 辛酉 金金 2746 庚申 金金 1891 丁酉 火金 3646 丙申 火金 3691 癸酉 水金 6346 壬申 水金 6391 己酉 土金 8146 戊申 土金 7291 甲申 木金 5491 乙酉 木金 4546	甲申 木金 5491 乙酉 木金 4546 戊申 土金 7291 己酉 土金 8146 壬申 水金 6391 癸酉 水金 6346 丙申 火金 3691 丁酉 火金 3646 庚申 金金 1891 辛酉 金金 2746 乙酉 木金 4546 甲申 木金 5491
右: 刀訣 左: 刀訣	右: 劍訣 左: 劍訣 無極 合掌

13. 병자(丙子)

丙子 火水　3619 丁亥 火水　3664 庚子 金水　1819 辛亥 金水　2764 甲子 木水　5419 乙亥 木水　4564 戊子 土水　7219 己亥 土水　8164 壬子 水水　6319 癸亥 水水　6364 丁亥 火水　3664 丙子 火水　3619	丁亥 火水　3664 丙子 火水　3619 癸亥 水水　6364 壬子 水水　6319 己亥 土水　8164 戊子 土水　7219 乙亥 木水　4564 甲子 木水　5419 辛亥 金水　2764 庚子 金水　1819 丙子 火水　3619 丁亥 火水　3664
右: 劍訣　左: 劍訣	右: 刀訣　左: 刀訣 無極 合掌

14. 병인(丙寅)

丙寅 火木　3637 丁卯 火木　3682	丁卯 火木　3682 丙寅 火木　3637
庚寅 金木　1837 辛卯 金木　2782	癸卯 水木　6382 壬寅 水木　6337
甲寅 木木　5437 乙卯 木木　4582	己卯 土木　8182 戊寅 土木　7237
戊寅 土木　7237 己卯 土木　8182	乙卯 木木　4582 甲寅 木木　5437
壬寅 水木　6337 癸卯 水木　6382	辛卯 金木　2782 庚寅 金木　1837
丁卯 火木　3682 丙寅 火木　3637	丙寅 火木　3637 丁卯 火木　3682
右: 劍訣　左: 劍訣	右: 刀訣　左: 刀訣 無極 合掌

15. 병오(丙午)

丙午 火火　3673 丁巳 火火　3628 庚午 金火　1873 辛巳 金火　2728 甲午 木火　5473 乙巳 木火　4528 戊午 土火　7273 己巳 土火　8128 壬午 水火　6373 癸巳 水火　6328 丁巳 火火　3628 丙午 火火　3673	丁巳 火火　3628 丙午 火火　3673 癸巳 水火　6328 壬午 水火　6373 己巳 土火　8128 戊午 土火　7273 乙巳 木火　4528 甲午 木火　5473 辛巳 金火　2728 庚午 金火　1873 丙午 火火　3673 丁巳 火火　3628
右: 劍訣　左: 劍訣	右: 刀訣　左: 刀訣 無極 合掌

16. 병진(丙辰)

丙辰 火土 3655 丁未 火土 3600 庚辰 金土 1855 辛未 金土 2700 甲辰 木土 5455 乙未 木土 4500 戊辰 土土 7255 己未 土土 8100 壬辰 水土 6355 癸未 水土 6300 丁未 火土 3600 丙辰 火土 3655	丁未 火土 3600 丙辰 火土 3655 癸未 水土 6300 壬辰 水土 6355 己未 土土 8100 戊辰 土土 7255 乙未 木土 4500 甲辰 木土 5455 辛未 金土 2700 庚辰 金土 1855 丙辰 火土 3655 丁未 火土 3600
右: 劍訣 左: 劍訣	右: 刀訣 左: 刀訣 無極 合掌

17. 병술(丙戌)

丙戌 火土　3655 丁丑 火土　3600 庚戌 金土　1855 辛丑 金土　2700 甲戌 木土　5455 乙丑 木土　4500 戊戌 土土　7255 己丑 土土　8100 壬戌 水土　6355 癸丑 水土　6300 丁丑 火土　3600 丙戌 火土　3655	丁丑 火土　3600 丙戌 火土　3655 癸丑 水土　6300 壬戌 水土　6355 己丑 土土　8100 戊戌 土土　7255 乙丑 木土　4500 甲戌 木土　5455 辛丑 金土　2700 庚戌 金土　1855 丙戌 火土　3655 丁丑 火土　3600
右: 劍訣　左: 劍訣	右: 刀訣　左: 刀訣 無極 合掌

18. 병신(丙申)

丙申 火金　3691 丁酉 火金　3646 庚申 金金　1891 辛酉 金金　2746 甲申 木金　5491 乙酉 木金　4546 戊申 土金　7291 己酉 土金　8146 壬申 水金　6391 癸酉 水金　6346 丁酉 火金　3646 丙申 火金　3691	丁酉 火金　3646 丙申 火金　3691 癸酉 水金　6346 壬申 水金　6391 己酉 土金　8146 戊申 土金　7291 乙酉 木金　4546 甲申 木金　5491 辛酉 金金　2746 庚申 金金　1891 丙申 火金　3691 丁酉 火金　3646
右: 劍訣　左: 劍訣	右: 刀訣　左: 刀訣 無極 合掌

19. 정해(丁亥)

丁亥 火水　3664 丙子 火水　3619 癸亥 水水　6364 壬子 水水　6319 己亥 土水　8164 戊子 土水　7219 乙亥 木水　4564 甲子 木水　5419 辛亥 金水　2764 庚子 金水　1819 丙子 火水　3619 丁亥 火水　3664	丙子 火水　3619 丁亥 火水　3664 庚子 金水　1819 辛亥 金水　2764 甲子 木水　5419 乙亥 木水　4564 戊子 土水　7219 己亥 土水　8164 壬子 水水　6319 癸亥 水水　6364 丁亥 火水　3664 丙子 火水　3619
右: 刀訣　左: 刀訣	右: 劍訣　左: 劍訣 無極 合掌

20. 정묘(丁卯)

丁卯 火木　3682 丙寅 火木　3637	丙寅 火木　3637 丁卯 火木　3682
癸卯 水木　6382 壬寅 水木　6337	庚寅 金木　1837 辛卯 金木　2782
己卯 土木　8182 戊寅 土木　7237	甲寅 木木　5437 乙卯 木木　4582
乙卯 木木　4582 甲寅 木木　5437	戊寅 土木　7237 己卯 土木　8182
辛卯 金木　2782 庚寅 金木　1837	壬寅 水木　6337 癸卯 水木　6382
丙寅 火木　3637 丁卯 火木　3682	丁卯 火木　3682 丙寅 火木　3637
右: 刀訣　左: 刀訣	右: 劍訣　左: 劍訣 無極 合掌

21. 정사(丁巳)

丁巳 火火 3628 丙午 火火 3673 癸巳 水火 6328 壬午 水火 6373 己巳 土火 8128 戊午 土火 7273 乙巳 木火 4528 甲午 木火 5473 辛巳 金火 2728 庚午 金火 1873 丙午 火火 3673 丁巳 火火 3628	丙午 火火 3673 丁巳 火火 3628 庚午 金火 1873 辛巳 金火 2728 甲午 木火 5473 乙巳 木火 4528 戊午 土火 7273 己巳 土火 8128 壬午 水火 6373 癸巳 水火 6328 丁巳 火火 3628 丙午 火火 3673
右: 刀訣 左: 刀訣	右: 劍訣 左: 劍訣 無極 合掌

22. 정미(丁未)

丁未 火土 3600 丙辰 火土 3655 癸未 水土 6300 壬辰 水土 6355 己未 土土 8100 戊辰 土土 7255 乙未 木土 4500 甲辰 木土 5455 辛未 金土 2700 庚辰 金土 1855 丙辰 火土 3655 丁未 火土 3600	丙辰 火土 3655 丁未 火土 3600 庚辰 金土 1855 辛未 金土 2700 甲辰 木土 5455 乙未 木土 4500 戊辰 土土 7255 己未 土土 8100 壬辰 水土 6355 癸未 水土 6300 丁未 火土 3600 丙辰 火土 3655
右: 刀訣　左: 刀訣	右: 劍訣　左: 劍訣 無極 合掌

23. 정축(丁丑)

丁丑 火土 3600 丙戌 火土 3655 癸丑 水土 6300 壬戌 水土 6355 己丑 土土 8100 戊戌 土土 7255 乙丑 木土 4500 甲戌 木土 5455 辛丑 金土 2700 庚戌 金土 1855 丙戌 火土 3655 丁丑 火土 3600	丙戌 火土 3655 丁丑 火土 3600 庚戌 金土 1855 辛丑 金土 2700 甲戌 木土 5455 乙丑 木土 4500 戊戌 土土 7255 己丑 土土 8100 壬戌 水土 6355 癸丑 水土 6300 丁丑 火土 3600 丙戌 火土 3655
右: 刀訣 左: 刀訣	右: 劍訣 左: 劍訣 無極 合掌

24. 정유(丁酉)

丁酉 火金　3646 丙申 火金　3691 癸酉 水金　6346 壬申 水金　6391 己酉 土金　8146 戊申 土金　7291 乙酉 木金　4546 甲申 木金　5491 辛酉 金金　2746 庚申 金金　1891 丙申 火金　3691 丁酉 火金　3646	丙申 火金　3691 丁酉 火金　3646 庚申 金金　1891 辛酉 金金　2746 甲申 木金　5491 乙酉 木金　4546 戊申 土金　7291 己酉 土金　8146 壬申 水金　6391 癸酉 水金　6346 丁酉 火金　3646 丙申 火金　3691
右: 刀訣　左: 刀訣	右: 劍訣　左: 劍訣 無極 合掌

25. 무자(戊子)

戊子 土水 7219 己亥 土水 8164	己亥 土水 8164 戊子 土水 7219
壬子 水水 6319 癸亥 水水 6364	乙亥 木水 4564 甲子 木水 5419
丙子 火水 3619 丁亥 火水 3664	辛亥 金水 2764 庚子 金水 1819
庚子 金水 1819 辛亥 金水 2764	丁亥 火水 3664 丙子 火水 3619
甲子 木水 5419 乙亥 木水 4564	癸亥 水水 6364 壬子 水水 6319
己亥 土水 8164 戊子 土水 7219	戊子 土水 7219 己亥 土水 8164
右: 劍訣　左: 劍訣	右: 刀訣　左: 刀訣 無極 合掌

26. 무인(戊寅)

戊寅 土木 7237 己卯 土木 8182	己卯 土木 8182 戊寅 土木 7237
壬寅 水木 6337 癸卯 水木 6382	乙卯 木木 4582 甲寅 木木 5437
丙寅 火木 3637 丁卯 火木 3682	辛卯 金木 2782 庚寅 金木 1837
庚寅 金木 1837 辛卯 金木 2782	丁卯 火木 3682 丙寅 火木 3637
甲寅 木木 5437 乙卯 木木 4582	癸卯 水木 6382 壬寅 水木 6337
己卯 土木 8182 戊寅 土木 7237	戊寅 土木 7237 己卯 土木 8182
右: 劍訣 左: 劍訣	右: 刀訣 左: 刀訣 無極 合掌

27. 무오(戊午)

戊午 土火　7273 己巳 土火　8128 壬午 水火　6373 癸巳 水火　6328 丙午 火火　3673 丁巳 火火　3628 庚午 金火　1873 辛巳 金火　2728 甲午 木火　5473 乙巳 木火　4528 己巳 土火　8128 戊午 土火　7273	己巳 土火　8128 戊午 土火　7273 乙巳 木火　4528 甲午 木火　5473 辛巳 金火　2728 庚午 金火　1873 丁巳 火火　3628 丙午 火火　3673 癸巳 水火　6328 壬午 水火　6373 戊午 土火　7273 己巳 土火　8128
右: 劍訣　左: 劍訣	右: 刀訣　左: 刀訣 無極 合掌

28. 무진(戊辰)

戊辰 土土　7255 己未 土土　8100 壬辰 水土　6355 癸未 水土　6300 丙辰 火土　3655 丁未 火土　3600 庚辰 金土　1855 辛未 金土　2700 甲辰 木土　5455 乙未 木土　4500 己未 土土　8100 戊辰 土土　7255	己未 土土　8100 戊辰 土土　7255 乙未 木土　4500 甲辰 木土　5455 辛未 金土　2700 庚辰 金土　1855 丁未 火土　3600 丙辰 火土　3655 癸未 水土　6300 壬辰 水土　6355 戊辰 土土　7255 己未 土土　8100
右: 劍訣　左: 劍訣	右: 刀訣　左: 刀訣 無極 合掌

29. 무술(戊戌)

戊戌 土土 7255 己丑 土土 8100 壬戌 水土 6355 癸丑 水土 6300 丙戌 火土 3655 丁丑 火土 3600 庚戌 金土 1855 辛丑 金土 2700 甲戌 木土 5455 乙丑 木土 4500 己丑 土土 8100 戊戌 土土 7255	己丑 土土 8100 戊戌 土土 7255 乙丑 木土 4500 甲戌 木土 5455 辛丑 金土 2700 庚戌 金土 1855 丁丑 火土 3600 丙戌 火土 3655 癸丑 水土 6300 壬戌 水土 6355 戊戌 土土 7255 己丑 土土 8100
右: 劍訣 左: 劍訣	右: 刀訣 左: 刀訣 無極 合掌

30. 무신(戊申)

戊申 土金 7291 己酉 土金 8146 壬申 水金 6391 癸酉 水金 6346 丙申 火金 3691 丁酉 火金 3646 庚申 金金 1891 辛酉 金金 2746 甲申 木金 5491 乙酉 木金 4546 己酉 土金 8146 戊申 土金 7291	己酉 土金 8146 戊申 土金 7291 乙酉 木金 4546 甲申 木金 5491 辛酉 金金 2746 庚申 金金 1891 丁酉 火金 3646 丙申 火金 3691 癸酉 水金 6346 壬申 水金 6391 戊申 土金 7291 己酉 土金 8146
右: 劍訣 左: 劍訣	右: 刀訣 左: 刀訣 無極 合掌

31. 기해(己亥)

己亥 土水 8164 戊子 土水 7219 乙亥 木水 4564 甲子 木水 5419 辛亥 金水 2764 庚子 金水 1819 丁亥 火水 3664 丙子 火水 3619 癸亥 水水 6364 壬子 水水 6319 戊子 土水 7219 己亥 土水 8164	戊子 土水 7219 己亥 土水 8164 壬子 水水 6319 癸亥 水水 6364 丙子 火水 3619 丁亥 火水 3664 庚子 金水 1819 辛亥 金水 2764 甲子 木水 5419 乙亥 木水 4564 己亥 土水 8164 戊子 土水 7219
右: 刀訣 左: 刀訣	右: 劍訣 左: 劍訣 無極 合掌

32. 기묘(己卯)

己卯 土木 8182 戊寅 土木 7237	戊寅 土木 7237 己卯 土木 8182
乙卯 木木 4582 甲寅 木木 5437	壬寅 水木 6337 癸卯 水木 6382
辛卯 金木 2782 庚寅 金木 1837	丙寅 火木 3637 丁卯 火木 3682
丁卯 火木 3682 丙寅 火木 3637	庚寅 金木 1837 辛卯 金木 2782
癸卯 水木 6382 壬寅 水木 6337	甲寅 木木 5437 乙卯 木木 4582
戊寅 土木 7237 己卯 土木 8182	己卯 土木 8182 戊寅 土木 7237
右: 刀訣　左: 刀訣	右: 劍訣　左: 劍訣 無極 合掌

33. 기사(己巳)

己巳 土火 8128 戊午 土火 7273 乙巳 木火 4528 甲午 木火 5473 辛巳 金火 2728 庚午 金火 1873 丁巳 火火 3628 丙午 火火 3673 癸巳 水火 6328 壬午 水火 6373 戊午 土火 7273 己巳 土火 8128	戊午 土火 7273 己巳 土火 8128 壬午 水火 6373 癸巳 水火 6328 丙午 火火 3673 丁巳 火火 3628 庚午 金火 1873 辛巳 金火 2728 甲午 木火 5473 乙巳 木火 4528 己巳 土火 8128 戊午 土火 7273
右: 刀訣 左: 刀訣	右: 劍訣 左: 劍訣 無極 合掌

34. 기미(己未)

己未 土土 8100 戊辰 土土 7255 乙未 木土 4500 甲辰 木土 5455 辛未 金土 2700 庚辰 金土 1855 丁未 火土 3600 丙辰 火土 3655 癸未 水土 6300 壬辰 水土 6355 戊辰 土土 7255 己未 土土 8100	戊辰 土土 7255 己未 土土 8100 壬辰 水土 6355 癸未 水土 6300 丙辰 火土 3655 丁未 火土 3600 庚辰 金土 1855 辛未 金土 2700 甲辰 木土 5455 乙未 木土 4500 己未 土土 8100 戊辰 土土 7255
右: 刀訣　左: 刀訣	右: 劍訣　左: 劍訣 無極 合掌

35. 기축(己丑)

己丑 土土 8100 戊戌 土土 7255 乙丑 木土 4500 甲戌 木土 5455 辛丑 金土 2700 庚戌 金土 1855 丁丑 火土 3600 丙戌 火土 3655 癸丑 水土 6300 壬戌 水土 6355 戊戌 土土 7255 己丑 土土 8100	戊戌 土土 7255 己丑 土土 8100 壬戌 水土 6355 癸丑 水土 6300 丙戌 火土 3655 丁丑 火土 3600 庚戌 金土 1855 辛丑 金土 2700 甲戌 木土 5455 乙丑 木土 4500 己丑 土土 8100 戊戌 土土 7255
右: 刀訣　左: 刀訣	右: 劍訣　左: 劍訣 無極 合掌

36. 기유(己酉)

己酉 土金 8146 戊申 土金 7291 乙酉 木金 4546 甲申 木金 5491 辛酉 金金 2746 庚申 金金 1891 丁酉 火金 3646 丙申 火金 3691 癸酉 水金 6346 壬申 水金 6391 戊申 土金 7291 己酉 土金 8146	戊申 土金 7291 己酉 土金 8146 壬申 水金 6391 癸酉 水金 6346 丙申 火金 3691 丁酉 火金 3646 庚申 金金 1891 辛酉 金金 2746 甲申 木金 5491 乙酉 木金 4546 己酉 土金 8146 戊申 土金 7291
右: 刀訣 左: 刀訣	右: 劍訣 左: 劍訣 無極 合掌

37. 경자(庚子)

庚子 金水　1819 辛亥 金水　2764 甲子 木水　5419 乙亥 木水　4564 戊子 土水　7219 己亥 土水　8164 壬子 水水　6319 癸亥 水水　6364 丙子 火水　3619 丁亥 火水　3664 辛亥 金水　2764 庚子 金水　1819	辛亥 金水　2764 庚子 金水　1819 丁亥 火水　3664 丙子 火水　3619 癸亥 水水　6364 壬子 水水　6319 己亥 土水　8164 戊子 土水　7219 乙亥 木水　4564 甲子 木水　5419 庚子 金水　1819 辛亥 金水　2764
右: 劍訣　左: 劍訣	右: 刀訣　左: 刀訣 無極 合掌

38. 경인(庚寅)

庚寅 金木 1837 辛卯 金木 2782	辛卯 金木 2782 庚寅 金木 1837
甲寅 木木 5437 乙卯 木木 4582	丁卯 火木 3682 丙寅 火木 3637
戊寅 土木 7237 己卯 土木 8182	癸卯 水木 6382 壬寅 水木 6337
壬寅 水木 6337 癸卯 水木 6382	己卯 土木 8182 戊寅 土木 7237
丙寅 火木 3637 丁卯 火木 3682	乙卯 木木 4582 甲寅 木木 5437
辛卯 金木 2782 庚寅 金木 1837	庚寅 金木 1837 辛卯 金木 2782
右: 劍訣 左: 劍訣	右: 刀訣 左: 刀訣 無極 合掌

39. 경오(庚午)

庚午 金火　1873 辛巳 金火　2728 甲午 木火　5473 乙巳 木火　4528 戊午 土火　7273 己巳 土火　8128 壬午 水火　6373 癸巳 水火　6328 丙午 火火　3673 丁巳 火火　3628 辛巳 金火　2728 庚午 金火　1873	辛巳 金火　2728 庚午 金火　1873 丁巳 火火　3628 丙午 火火　3673 癸巳 水火　6328 壬午 水火　6373 己巳 土火　8128 戊午 土火　7273 乙巳 木火　4528 甲午 木火　5473 庚午 金火　1873 辛巳 金火　2728
右: 劍訣　左: 劍訣	右: 刀訣　左: 刀訣 無極 合掌

40. 경진(庚辰)

庚辰 金土　1855 辛未 金土　2700 甲辰 木土　5455 乙未 木土　4500 戊辰 土土　7255 己未 土土　8100 壬辰 水土　6355 癸未 水土　6300 丙辰 火土　3655 丁未 火土　3600 辛未 金土　2700 庚辰 金土　1855	辛未 金土　2700 庚辰 金土　1855 丁未 火土　3600 丙辰 火土　3655 癸未 水土　6300 壬辰 水土　6355 己未 土土　8100 戊辰 土土　7255 乙未 木土　4500 甲辰 木土　5455 庚辰 金土　1855 辛未 金土　2700
右: 劍訣　左: 劍訣	右: 刀訣　左: 刀訣 無極 合掌

41. 경술(庚戌)

庚戌 金土　1855 辛丑 金土　2700 甲戌 木土　5455 乙丑 木土　4500 戊戌 土土　7255 己丑 土土　8100 壬戌 水土　6355 癸丑 水土　6300 丙戌 火土　3655 丁丑 火土　3600 辛丑 金土　2700 庚戌 金土　1855	辛丑 金土　2700 庚戌 金土　1855 丁丑 火土　3600 丙戌 火土　3655 癸丑 水土　6300 壬戌 水土　6355 己丑 土土　8100 戊戌 土土　7255 乙丑 木土　4500 甲戌 木土　5455 庚戌 金土　1855 辛丑 金土　2700
右: 劍訣　左: 劍訣	右: 刀訣　左: 刀訣 無極 合掌

42. 경신(庚申)

庚申 金金 1891 辛酉 金金 2746 甲申 木金 5491 乙酉 木金 4546 戊申 土金 7291 己酉 土金 8146 壬申 水金 6391 癸酉 水金 6346 丙申 火金 3691 丁酉 火金 3646 辛酉 金金 2746 庚申 金金 1891	辛酉 金金 2746 庚申 金金 1891 丁酉 火金 3646 丙申 火金 3691 癸酉 水金 6346 壬申 水金 6391 己酉 土金 8146 戊申 土金 7291 乙酉 木金 4546 甲申 木金 5491 庚申 金金 1891 辛酉 金金 2746
右: 劍訣　左: 劍訣	右: 刀訣　左: 刀訣 無極 合掌

43. 신해(辛亥)

辛亥 金水　2764 庚子 金水　1819 丁亥 火水　3664 丙子 火水　3619 癸亥 水水　6364 壬子 水水　6319 己亥 土水　8164 戊子 土水　7219 乙亥 木水　4564 甲子 木水　5419 庚子 金水　1819 辛亥 金水　2764	庚子 金水　1819 辛亥 金水　2764 甲子 木水　5419 乙亥 木水　4564 戊子 土水　7219 己亥 土水　8164 壬子 水水　6319 癸亥 水水　6364 丙子 火水　3619 丁亥 火水　3664 辛亥 金水　2764 庚子 金水　1819
右: 刀訣　左: 刀訣	右: 劍訣　左: 劍訣 無極 合掌

44. 신묘(辛卯)

辛卯 金木　2782 庚寅 金木　1837	庚寅 金木　1837 辛卯 金木　2782
丁卯 火木　3682 丙寅 火木　3637	甲寅 木木　5437 乙卯 木木　4582
癸卯 水木　6382 壬寅 水木　6337	戊寅 土木　7237 己卯 土木　8182
己卯 土木　8182 戊寅 土木　7237	壬寅 水木　6337 癸卯 水木　6382
乙卯 木木　4582 甲寅 木木　5437	丙寅 火木　3637 丁卯 火木　3682
庚寅 金木　1837 辛卯 金木　2782	辛卯 金木　2782 庚寅 金木　1837
右: 刀訣　左: 刀訣	右: 劍訣　左: 劍訣 無極 合掌

45. 신사(辛巳)

辛巳 金火　2728 庚午 金火　1873 丁巳 火火　3628 丙午 火火　3673 癸巳 水火　6328 壬午 水火　6373 己巳 土火　8128 戊午 土火　7273 乙巳 木火　4528 甲午 木火　5473 庚午 金火　1873 辛巳 金火　2728	庚午 金火　1873 辛巳 金火　2728 甲午 木火　5473 乙巳 木火　4528 戊午 土火　7273 己巳 土火　8128 壬午 水火　6373 癸巳 水火　6328 丙午 火火　3673 丁巳 火火　3628 辛巳 金火　2728 庚午 金火　1873
右: 刀訣　左: 刀訣	右: 劍訣　左: 劍訣 無極 合掌

46. 신미(辛未)

辛未 金土　2700 庚辰 金土　1855 丁未 火土　3600 丙辰 火土　3655 癸未 水土　6300 壬辰 水土　6355 己未 土土　8100 戊辰 土土　7255 乙未 木土　4500 甲辰 木土　5455 庚辰 金土　1855 辛未 金土　2700	庚辰 金土　1855 辛未 金土　2700 甲辰 木土　5455 乙未 木土　4500 戊辰 土土　7255 己未 土土　8100 壬辰 水土　6355 癸未 水土　6300 丙辰 火土　3655 丁未 火土　3600 辛未 金土　2700 庚辰 金土　1855
右: 刀訣　左: 刀訣	右: 劍訣　左: 劍訣 無極 合掌

47. 신축(辛丑)

辛丑 金土　2700 庚戌 金土　1855 丁丑 火土　3600 丙戌 火土　3655 癸丑 水土　6300 壬戌 水土　6355 己丑 土土　8100 戊戌 土土　7255 乙丑 木土　4500 甲戌 木土　5455 庚戌 金土　1855 辛丑 金土　2700	庚戌 金土　1855 辛丑 金土　2700 甲戌 木土　5455 乙丑 木土　4500 戊戌 土土　7255 己丑 土土　8100 壬戌 水土　6355 癸丑 水土　6300 丙戌 火土　3655 丁丑 火土　3600 辛丑 金土　2700 庚戌 金土　1855
右: 刀訣　左: 刀訣	右: 劍訣　左: 劍訣 無極 合掌

48. 신유(辛酉)

辛酉 金金 2746 庚申 金金 1891 丁酉 火金 3646 丙申 火金 3691 癸酉 水金 6346 壬申 水金 6391 己酉 土金 8146 戊申 土金 7291 乙酉 木金 4546 甲申 木金 5491 庚申 金金 1891 辛酉 金金 2746	庚申 金金 1891 辛酉 金金 2746 甲申 木金 5491 乙酉 木金 4546 戊申 土金 7291 己酉 土金 8146 壬申 水金 6391 癸酉 水金 6346 丙申 火金 3691 丁酉 火金 3646 辛酉 金金 2746 庚申 金金 1891
右: 刀訣 左: 刀訣	右: 劍訣 左: 劍訣 無極 合掌

49. 임자(壬子)

壬子 水水　6319 癸亥 水水　6364 丙子 火水　3619 丁亥 火水　3664 庚子 金水　1819 辛亥 金水　2764 甲子 木水　5419 乙亥 木水　4564 戊子 土水　7219 己亥 土水　8164 癸亥 水水　6364 壬子 水水　6319	癸亥 水水　6364 壬子 水水　6319 己亥 土水　8164 戊子 土水　7219 乙亥 木水　4564 甲子 木水　5419 辛亥 金水　2764 庚子 金水　1819 丁亥 火水　3664 丙子 火水　3619 壬子 水水　6319 癸亥 水水　6364
右: 劍訣　左: 劍訣	右: 刀訣　左: 刀訣 無極 合掌

50. 임인(壬寅)

壬寅 水木 6337 癸卯 水木 6382 丙寅 火木 3637 丁卯 火木 3682 庚寅 金木 1837 辛卯 金木 2782 甲寅 木木 5437 乙卯 木木 4582 戊寅 土木 7237 己卯 土木 8182 癸卯 水木 6382 壬寅 水木 6337 右: 劍訣　左: 劍訣	癸卯 水木 6382 壬寅 水木 6337 己卯 土木 8182 戊寅 土木 7237 乙卯 木木 4582 甲寅 木木 5437 辛卯 金木 2782 庚寅 金木 1837 丁卯 火木 3682 丙寅 火木 3637 壬寅 水木 6337 癸卯 水木 6382 右: 刀訣　左: 刀訣 無極 合掌

51. 임오(壬午)

壬午 水火　6373 癸巳 水火　6328 丙午 火火　3673 丁巳 火火　3628 庚午 金火　1873 辛巳 金火　2728 甲午 木火　5473 乙巳 木火　4528 戊午 土火　7273 己巳 土火　8128 癸巳 水火　6328 壬午 水火　6373	癸巳 水火　6328 壬午 水火　6373 己巳 土火　8128 戊午 土火　7273 乙巳 木火　4528 甲午 木火　5473 辛巳 金火　2728 庚午 金火　1873 丁巳 火火　3628 丙午 火火　3673 壬午 水火　6373 癸巳 水火　6328
右: 劍訣　左: 劍訣	右: 刀訣　左: 刀訣 無極 合掌

52. 임진(壬辰)

壬辰 水土　6355 癸未 水土　6300 丙辰 火土　3655 丁未 火土　3600 庚辰 金土　1855 辛未 金土　2700 甲辰 木土　5455 乙未 木土　4500 戊辰 土土　7255 己未 土土　8100 癸未 水土　6300 壬辰 水土　6355 右: 劍訣　左: 劍訣	癸未 水土　6300 壬辰 水土　6355 己未 土土　8100 戊辰 土土　7255 乙未 木土　4500 甲辰 木土　5455 辛未 金土　2700 庚辰 金土　1855 丁未 火土　3600 丙辰 火土　3655 壬辰 水土　6355 癸未 水土　6300 右: 刀訣　左: 刀訣 無極 合掌

53. 임술(壬戌)

壬戌 水土 6355 癸丑 水土 6300 丙戌 火土 3655 丁丑 火土 3600 庚戌 金土 1855 辛丑 金土 2700 甲戌 木土 5455 乙丑 木土 4500 戊戌 土土 7255 己丑 土土 8100 癸丑 水土 6300 壬戌 水土 6355	癸丑 水土 6300 壬戌 水土 6355 己丑 土土 8100 戊戌 土土 7255 乙丑 木土 4500 甲戌 木土 5455 辛丑 金土 2700 庚戌 金土 1855 丁丑 火土 3600 丙戌 火土 3655 壬戌 水土 6355 癸丑 水土 6300
右: 劍訣　左: 劍訣	右: 刀訣　左: 刀訣 無極 合掌

54. 임신(壬申)

壬申 水金 6391 癸酉 水金 6346 丙申 火金 3691 丁酉 火金 3646 庚申 金金 1891 辛酉 金金 2746 甲申 木金 5491 乙酉 木金 4546 戊申 土金 7291 己酉 土金 8146 癸酉 水金 6346 壬申 水金 6391	癸酉 水金 6346 壬申 水金 6391 己酉 土金 8146 戊申 土金 7291 乙酉 木金 4546 甲申 木金 5491 辛酉 金金 2746 庚申 金金 1891 丁酉 火金 3646 丙申 火金 3691 壬申 水金 6391 癸酉 水金 6346
右: 劍訣 左: 劍訣	右: 刀訣 左: 刀訣 無極 合掌

55. 계해(癸亥)

癸亥 水水 6364 壬子 水水 6319 己亥 土水 8164 戊子 土水 7219 乙亥 木水 4564 甲子 木水 5419 辛亥 金水 2764 庚子 金水 1819 丁亥 火水 3664 丙子 火水 3619 壬子 水水 6319 癸亥 水水 6364 右: 刀訣 左: 刀訣	壬子 水水 6319 癸亥 水水 6364 丙子 火水 3619 丁亥 火水 3664 庚子 金水 1819 辛亥 金水 2764 甲子 木水 5419 乙亥 木水 4564 戊子 土水 7219 己亥 土水 8164 癸亥 水水 6364 壬子 水水 6319 右: 劍訣 左: 劍訣 無極 合掌

56. 계묘(癸卯)

癸卯 水木 6382 壬寅 水木 6337 己卯 土木 8182 戊寅 土木 7237 乙卯 木木 4582 甲寅 木木 5437 辛卯 金木 2782 庚寅 金木 1837 丁卯 火木 3682 丙寅 火木 3637 壬寅 水木 6337 癸卯 水木 6382	壬寅 水木 6337 癸卯 水木 6382 丙寅 火木 3637 丁卯 火木 3682 庚寅 金木 1837 辛卯 金木 2782 甲寅 木木 5437 乙卯 木木 4582 戊寅 土木 7237 己卯 土木 8182 癸卯 水木 6382 壬寅 水木 6337
右: 刀訣 左: 刀訣	右: 劍訣 左: 劍訣 無極 合掌

57. 계사(癸巳)

癸巳 水火　6328 壬午 水火　6373 己巳 土火　8128 戊午 土火　7273 乙巳 木火　4528 甲午 木火　5473 辛巳 金火　2728 庚午 金火　1873 丁巳 火火　3628 丙午 火火　3673 壬午 水火　6373 癸巳 水火　6328	壬午 水火　6373 癸巳 水火　6328 丙午 火火　3673 丁巳 火火　3628 庚午 金火　1873 辛巳 金火　2728 甲午 木火　5473 乙巳 木火　4528 戊午 土火　7273 己巳 土火　8128 癸巳 水火　6328 壬午 水火　6373
右: 刀訣　左: 刀訣	右: 劍訣　左: 劍訣 無極 合掌

58. 계미(癸未)

癸未 水土　6300 壬辰 水土　6355 己未 土土　8100 戊辰 土土　7255 乙未 木土　4500 甲辰 木土　5455 辛未 金土　2700 庚辰 金土　1855 丁未 火土　3600 丙辰 火土　3655 壬辰 水土　6355 癸未 水土　6300 右: 刀訣　左: 刀訣	壬辰 水土　6355 癸未 水土　6300 丙辰 火土　3655 丁未 火土　3600 庚辰 金土　1855 辛未 金土　2700 甲辰 木土　5455 乙未 木土　4500 戊辰 土土　7255 己未 土土　8100 癸未 水土　6300 壬辰 水土　6355 右: 劍訣　左: 劍訣 無極 合掌

59. 계축(癸丑)

癸丑 水土　6300 壬戌 水土　6355 己丑 土土　8100 戊戌 土土　7255 乙丑 木土　4500 甲戌 木土　5455 辛丑 金土　2700 庚戌 金土　1855 丁丑 火土　3600 丙戌 火土　3655 壬戌 水土　6355 癸丑 水土　6300	壬戌 水土　6355 癸丑 水土　6300 丙戌 火土　3655 丁丑 火土　3600 庚戌 金土　1855 辛丑 金土　2700 甲戌 木土　5455 乙丑 木土　4500 戊戌 土土　7255 己丑 土土　8100 癸丑 水土　6300 壬戌 水土　6355
右: 刀訣　左: 刀訣	右: 劍訣　左: 劍訣 無極 合掌

60. 계유(癸酉)

癸酉 水金 6346 壬申 水金 6391 己酉 土金 8146 戊申 土金 7291 乙酉 木金 4546 甲申 木金 5491 辛酉 金金 2746 庚申 金金 1891 丁酉 火金 3646 丙申 火金 3691 壬申 水金 6391 癸酉 水金 6346	壬申 水金 6391 癸酉 水金 6346 丙申 火金 3691 丁酉 火金 3646 庚申 金金 1891 辛酉 金金 2746 甲申 木金 5491 乙酉 木金 4546 戊申 土金 7291 己酉 土金 8146 癸酉 水金 6346 壬申 水金 6391
右: 刀訣 左: 刀訣	右: 劍訣 左: 劍訣 無極 合掌

제5부 선천수와 후천수를 이용한 수련법   351

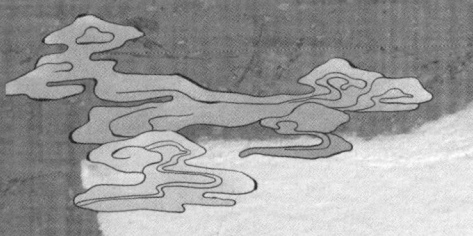

편집 후기

　제아무리 뜻이 장대해도 일순간 몸이 병들면 정신은 위축되고 대도(大道)를 향한 굳건한 신심(信心)과 의지 또한 허물어진다. "심유소억위지의(心有所憶謂之意), 의지소존위지지(意之所存謂之志)", 즉 "심중에 기억하고 있는 것을 뜻이라 하고 그 뜻을 굳건히 간직하고 있는 것을 지(志)라고 한다."라고 했는데, 만약 건강을 잃게 되면 이러한 의지(意志) 작용들은 약화되어 쉽게 소실되어 버린다. 눈빛이 땅에 떨어질 순간까지도 대도(大道)를 향한 신념과 기백을 잃지 않게 하는 것은 육신의 건강이 뒷받침될 때이다.

　이런 연유로 세속(世俗)인들에게는 건강한 육신을 갖게 해서 각자의 업(業)에 충실하게 하고, 수행하는 이들에게는 성명쌍수(性命雙修)의 공부를 하게 해서 대도(大道)에 이르게 하는 법을 개발한 것이다. 성(性)은 마음이요 명(命)은 육신이다. 이 둘을 함께 닦아야만 수레의 양 바퀴처럼 잘 굴러갈 수가 있는 것이다.

　몸을 돌보지 않고 심법(心法)에만 치중하다, 건강을 잃게 되어

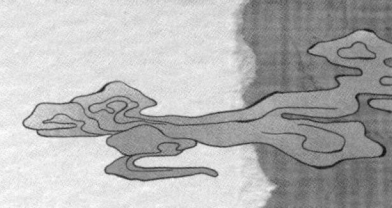

초발심(初發心) 때의 장대(壯大)하던 신심(信心)은 흔적도 없이 사라지고 중도에서 포기하던 수행자를 한두 번 본 게 아니다. 이 책에서 소개한 공부법을 따라 수련한다면 시간이 갈수록 건강은 증진되고 대도의 성취는 더욱 가깝게 되리라 본다. 이 책이 출간되기까지 힘써주신 안기섭 교수님과 교정에 애쓰신 김성란 선생님, 그리고 정성임 선생님과 김대영 처사님께 감사한 마음 불전(佛前)에 올린다. 또한, 이 책이 나오도록 후원해주신 모든 회원님께도 감사한 마음 전한다.

금정사문(金井沙門)
광도 혜일(廣度 慧一)

참 고 문 헌

관음 음양오행 조절법, 해드림출판사, 2015
혜일의 20체질 건강 조절법, 해드림출판사, 2018
甲乙經, 人民衛生出版社, 2004
開啓中醫之門 中國中醫藥出版社, 1998
開啓中醫之門, 中國中醫藥出版社, 2006
金剛經 影印本
大丹直指, 金華市道教協會刊印, 邱處機, 2010
道家鍼灸, 上海科學技術文獻出版社, 劉正才, 1999
道德經, 中國道教協會刊印, 2011
臨床常用方劑歌訣, 人民軍醫出版社, 1999
白话通解黄帝内经, 人民衛生出版社, 1992
三命通會, 華齡出版社, 2006
禪門염송, 雲梯禪院(法供養版), 1994
禪宗全書, 臺灣, 文殊出版社, 中華民國 77年
首楞嚴經正脈疏 影印本
涅槃經 影印本
靈寶通智能內功術, 金華市道教協會刊印, 2010
靈寶畢法, 中國金華市道教協會刊印, 2011
五篇靈文, 金華市道教協會刊印, 王重陽, 2010

宇宙 變化의 原理, 대원출판, 1993

圓覺經 影印本

六經圖 影印本, 臺灣 中和堂

陰符經 影印本

醫道靈源, 四川科学技術出版社, 2002

張三豊太極煉丹秘訣, 中國書店出版社

點穴療法治百病, 人民軍醫出版社, 2006

程氏集验妙方歌诀, 學苑出版社, 2006

鍾呂丹道經典譯解, 宗敎文化出版社, 沈志剛, 2008

鍾呂傳道集, 金華市道敎協會刊印, 2010

周易 影印本, 학민출판사

周易折中 臺灣 中和堂

周易參同契 影印本, 魏伯陽

眞言集 선장본

太乙金華宗旨, 中國金華市道敎協會, 2011

慧命經, 여강출판사, 柳華陽 李允熙 옮김, 1991

黃帝內經, 難經, 人民衛生出版社, 1992

黃帝內經, 素問, 人民衛生出版社, 1992

黃帝內經, 素問校註, 人民衛生出版社, 1992

黃帝內經, 素問汪証發微, 古今圖書集成, 醫部全錄

黃帝內經, 靈樞, 人民衛生出版社, 1992

黃帝內經, 靈樞注証發微, 中國科學文獻出版社, 1998

訓詁學新編, 巴蜀書社出版社, 2002

【부록】 선·후천수와 60갑자 배대표

천간		선·후천수	천간		선·후천수
갑	甲子(갑자)	5419	을	乙亥(을해)	4564
	甲寅(갑인)	5437		乙卯(을묘)	4582
	甲午(갑오)	5473		乙巳(을사)	4528
	甲辰(갑진)	5455		乙未(을미)	4500
	甲戌(갑술)	5455		乙丑(을축)	4500
	甲申(갑신)	5491		乙酉(을유)	4546
병	丙子(병자)	3619	정	丁亥(정해)	3664
	丙寅(병인)	3637		丁卯(정묘)	3682
	丙午(병오)	3673		丁巳(정사)	3628
	丙辰(병진)	3655		丁未(정미)	3600
	丙戌(병술)	3655		丁丑(정축)	3600
	丙申(병신)	3691		丁酉(정유)	3646
무	戊子(무자)	7219	기	己亥(기해)	8164
	戊寅(무인)	7237		己卯(기묘)	8182
	戊午(무오)	7273		己巳(기사)	8128
	戊辰(무진)	7255		己未(기미)	8100
	戊戌(무술)	7255		己丑(기축)	8100
	戊申(무신)	7291		己酉(기유)	8146

	천간	선·후천수		천간	선·후천수
경	庚子(경자)	1819	신	辛亥(신해)	2764
	庚寅(경인)	1837		辛卯(신묘)	2782
	庚午(경오)	1873		辛巳(신사)	2728
	庚辰(경진)	1855		辛未(신미)	2700
	庚戌(경술)	1855		辛丑(신축)	2700
	庚申(경신)	1891		辛酉(신유)	2746
임	壬子(임자)	6319	계	癸亥(계해)	6364
	壬寅(임인)	6337		癸卯(계묘)	6382
	壬午(임오)	6373		癸巳(계사)	6328
	壬辰(임진)	6355		癸未(계미)	6300
	壬戌(임술)	6355		癸丑(계축)	6300
	壬申(임신)	6391		癸酉(계유)	6346

● 입문자(入門者)용 수련표 색인

1. 갑자(甲子) p.229	21. 정사(丁巳) p.249	41. 경술(庚戌) p.269
2. 갑인(甲寅) p.230	22. 정미(丁未) p.250	42. 경신(庚申) p.270
3. 갑오(甲午) p.231	23. 정축(丁丑) p.251	43. 신해(辛亥) p.271
4. 갑진(甲辰) p.232	24. 정유(丁酉) p.252	44. 신묘(辛卯) p.272
5. 갑술(甲戌) p.233	25. 무자(戊子) p.253	45. 신사(辛巳) p.273
6. 갑신(甲申) p.234	26. 무인(戊寅) p.254	46. 신미(辛未) p.274
7. 을해(乙亥) p.235	27. 무오(戊午) p.255	47. 신축(辛丑) p.275
8. 을묘(乙卯) p.236	28. 무진(戊辰) p.256	48. 신유(辛酉) p.276
9. 을사(乙巳) p.237	29. 무술(戊戌) p.257	49. 임자(壬子) p.277
10. 을미(乙未) p.238	30. 무신(戊申) p.258	50. 임인(壬寅) p.278
11. 을축(乙丑) p.239	31. 기해(己亥) p.259	51. 임오(壬午) p.279
12. 을유(乙酉) p.240	32. 기묘(己卯) p.260	52. 임진(壬辰) p.280
13. 병자(丙子) p.241	33. 기사(己巳) p.261	53. 임술(壬戌) p.281
14. 병인(丙寅) p.242	34. 기미(己未) p.262	54. 임신(壬申) p.282
15. 병오(丙午) p.243	35. 기축(己丑) p.263	55. 계해(癸亥) p.283
16. 병진(丙辰) p.244	36. 기유(己酉) p.264	56. 계묘(癸卯) p.284
17. 병술(丙戌) p.245	37. 경자(庚子) p.265	57. 계사(癸巳) p.285
18. 병신(丙申) p.246	38. 경인(庚寅) p.266	58. 계미(癸未) p.286
19. 정해(丁亥) p.247	39. 경오(庚午) p.267	59. 계축(癸丑) p.287
20. 정묘(丁卯) p.248	40. 경진(庚辰) p.268	60. 계유(癸酉) p.288

● 숙련자(熟練者)용 수련표 색인

1. 갑자(甲子) p.292	21. 정사(丁巳) p.312	41. 경술(庚戌) p.322
2. 갑인(甲寅) p.293	22. 정미(丁未) p.313	42. 경신(庚申) p.333
3. 갑오(甲午) p.294	23. 정축(丁丑) p.314	43. 신해(辛亥) p.334
4. 갑진(甲辰) p.295	24. 정유(丁酉) p.315	44. 신묘(辛卯) p.335
5. 갑술(甲戌) p.296	25. 무자(戊子) p.316	45. 신사(辛巳) p.336
6. 갑신(甲申) p.297	26. 무인(戊寅) p.317	46. 신미(辛未) p.337
7. 을해(乙亥) p.298	27. 무오(戊午) p.318	47. 신축(辛丑) p.338
8. 을묘(乙卯) p.299	28. 무진(戊辰) p.319	48. 신유(辛酉) p.339
9. 을사(乙巳) p.300	29. 무술(戊戌) p.320	49. 임자(壬子) p.340
10. 을미(乙未) p.301	30. 무신(戊申) p.321	50. 임인(壬寅) p.341
11. 을축(乙丑) p.302	31. 기해(己亥) p.322	51. 임오(壬午) p.342
12. 을유(乙酉) p.303	32. 기묘(己卯) p.323	52. 임진(壬辰) p.343
13. 병자(丙子) p.304	33. 기사(己巳) p.324	53. 임술(壬戌) p.344
14. 병인(丙寅) p.305	34. 기미(己未) p.325	54. 임신(壬申) p.345
15. 병오(丙午) p.306	35. 기축(己丑) p.326	55. 계해(癸亥) p.346
16. 병진(丙辰) p.307	36. 기유(己酉) p.327	56. 계묘(癸卯) p.347
17. 병술(丙戌) p.308	37. 경자(庚子) p.328	57. 계사(癸巳) p.348
18. 병신(丙申) p.309	38. 경인(庚寅) p.329	58. 계미(癸未) p.349
19. 정해(丁亥) p.310	39. 경오(庚午) p.330	59. 계축(癸丑) p.350
20. 정묘(丁卯) p.311	40. 경진(庚辰) p.331	60. 계유(癸酉) p.351